AF463087

LE TRAITEMENT

DE LA

TUBERCULOSE

DU

DOCTEUR R. KOCH

avec préface

Par le Docteur PAUL LANGLOIS

Chef du Laboratoire de Physiologie de la Faculté de Médecine de Paris

AVEC 9 GRAVURES DANS LE TEXTE ET PORTRAIT

Prix : 1 fr. 50

PARIS

LOUIS WESTHAUSSER, ÉDITEUR

10, Rue de l'Abbaye, 10

1890

LE TRAITEMENT

DE LA

TUBERCULOSE

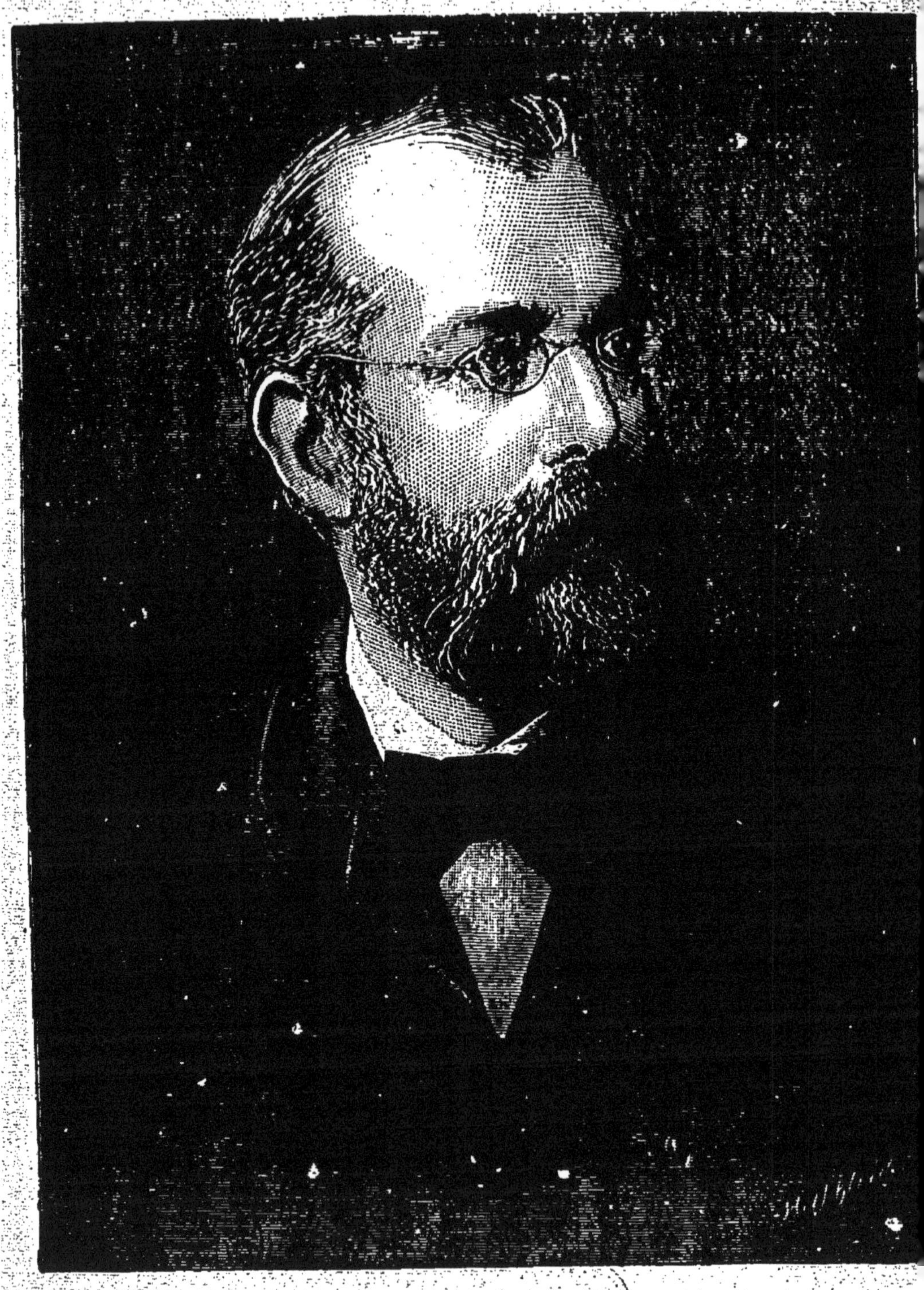

[illegible] Dr R. KOCH

LE TRAITEMENT

DE LA

TUBERCULOSE

DU

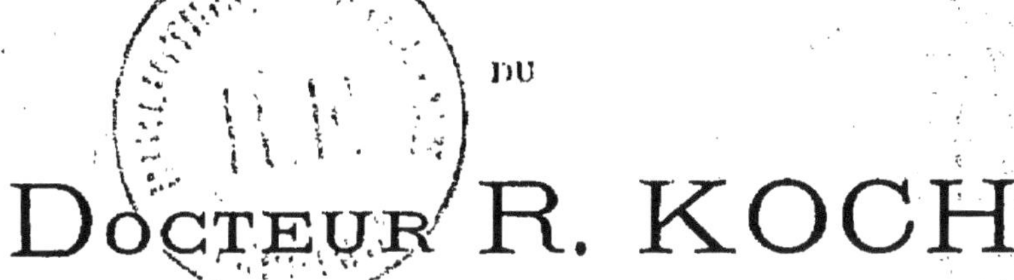

DOCTEUR R. KOCH

avec préface

Par le Docteur PAUL LANGLOIS

Chef du Laboratoire de Physiologie de la Faculté de Médecine
de Paris

AVEC 9 GRAVURES DANS LE TEXTE ET PORTRAIT

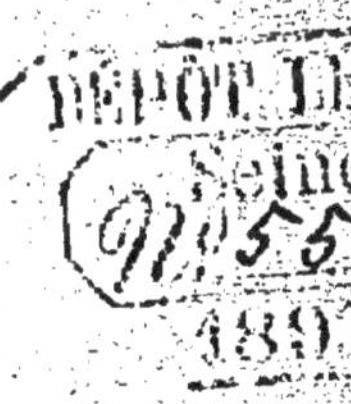

PARIS

LOUIS WESTHAUSSER, ÉDITEUR

10, Rue de l'Abbaye, 10

1890

PRÉFACE

Lorsque le 5 août dernier, le docteur Koch, annonça au dixième Congrès international de médecine, qu'il avait découvert un procédé capable non seulement de rendre les animaux réfractaires à la tuberculose, mais aussi d'arrêter chez les animaux contaminés l'évolution de la maladie; et que désormais sûr de sa méthode, il allait transporter ses expériences du laboratoire dans le domaine de la clinique; il y eut parmi les 6,000 médecins de tous les pays qui assistaient à cette communication, un vif mouvement d'émotion et de surprise.

La haute autorité scientifique du savant allemand déjà célèbre par ses beaux travaux sur la spore charbonneuse, la septicémie et surtout par la découverte des bacilles du choléra et de la tuberculose, assurait en effet à cette communication une valeur exceptionnelle.

Aujourd'hui le passage si redoutable de l'expérience proprement dite à la clinique, de l'animal à l'homme est franchi; résolument le médecin allemand s'est attaqué aux malades comme le fit jadis notre grand savant Pasteur, quand il fit sur Meister la première injection antirabique. Il existe toutefois, et nous devons le faire remarquer immédiatement une différence profonde dans le mode de procéder des deux savants. Alors que Pasteur tenait le monde entier au courant de ses patientes recherches par ses communications si claires et si précises à l'Académie des sciences, Koch s'entoure d'un mystère insondable, nous ignorons complètement par quel procédé est obtenu le liquide mystérieux aux propriétés si énergiques qu'il administre par la voie sous-cutanée à ses malades. Bien plus, on annonce qu'une année encore s'écoulera avant que le médecin de Berlin communique ses recherches.

Ce n'est pas ainsi que les savants procèdent généralement, et bien qu'il soit de toute évidence que Koch n'a pas obéi à un sentiment d'intérêt mesquin nous regrettons pour l'humanité et pour lui-même ses longues hésitations et ses retards.

La communication du docteur Koch à la Société de médecine interne de Berlin constitue jusqu'ici le document le plus important que nous possédions sur le sujet.

L'éditeur a jugé qu'il serait utile de réunir dans une courte brochure, la traduction complète du mémoire du Dr Koch, et les communications diverses qui ont été faites aux sociétés médicales de Berlin par les collaborateurs du savant allemand.

Il a paru bon de faire précéder ces notes d'un court aperçu général sur la tuberculose, sur les différentes formes qu'elle peut revêtir, sur le bacille tuberculeux, cause essentielle de cette redoutable affection, et enfin sur les travaux antérieurs ou contemporains qui ont eu pour objet la vaccination tuberculeuse.

Si la gloire d'avoir découvert le bacille de la tuberculose revient sans conteste à R. Koch, si plus heureux encore le savant allemand, après avoir reconnu la cause, a trouvé également le remède; nous ne devons pas oublier que l'histoire de la tuberculose n'est et ne sera jamais qu'un des chapitres de cette grande histoire des maladies contagieuses, des maladies virulentes, à laquelle est attaché avant tout autre le nom de Pasteur.

Notre grand savant, en affirmant et surtout en prouvant dans son mémoire de 1857 sur la fermentation lactique : *que la fermentation est corrélative de la vie, de l'organisation de gobules*, a établi nettement le point de départ de toutes les recherches entreprises sur les micro-organismes.

Le premier, il obtint par des méthodes rigoureuses, des cultures successives et absolument pures des micro-organismes, lui permettant d'établir que le microbe et le microbe seul est la cause, soit de la fermentation, soit de la maladie. On a pu modifier, perfectionner les procédés indiqués par lui, il n'en reste pas moins le grand Initiateur et nous croyons devoir répéter les paroles qu'un de ses élèves le professeur Grancher prononçait dans une leçon d'ouverture, à la clinique des Enfants malades.

Après avoir rappelé les paroles prophétiques de Trousseau qui en 1865 indiquait déjà qu'il fallait, pour chercher l'explication des maladies contagieuses, suivre la voie tracée par M. Pasteur, il ajoute :

« M. Pasteur n'a laissé à personne la gloire et le soin de telles découvertes. D'autres ont pu et pourront suivre sa trace, et dans le chemin qu'il y frayé, faire d'importantes et retentissantes rencontres, ils seront bon gré mal gré, qu'ils portent un nom français ou allemand, espagnol ou italien, russe ou anglais, ses élèves et ses disciples. »

Ignorant encore et peut-être pendant longtemps les méthodes employées par le Dr Koch, il est impossible de dire dès aujourd'hui quelles sont les voies suivies par lui.

Néanmoins, si nouvelles qu'elles soient, elles ne sauraient être complètement indépendantes des idées aujourd'hui régnantes sur la nature et le mécanisme de la virulence. Et nous croyons devoir rappeler que si les affirmations sur la valeur curative de son traitement ont été admises si facilement, Koch le doit en grande partie à ce que les esprits étaient préparés déjà, par les recherches bien connues sur le rôle des produits sécrétés par les microbes dans la production de l'immunité accidentelle ou provoquée. Ce sont les découvertes, largement divulguées, auxquelles sont attachés après celui de Pasteur, les noms de Chauveau, de Salmon et Smith, de Bouchard et Charrin, de Roux, de Chamberland, d'Yersin, de Chantemesse, de Vidal, qui permettent aujourd'hui d'accepter comme vrais les résultats d'une méthode, que l'on garde secrète.

P. LANGLOIS.

LE TRAITEMENT

DE LA

TUBERCULOSE

LA TUBERCULOSE

La tuberculose est de toutes les maladies, celle qui fait dans l'espèce humaine le plus de ravages, frappant de préférence les populations agglomérées, mais sévissant également dans les campagnes.

A Paris notamment plus d'un quart des décès sont dus à cette terrible affection : 15,000 sur 57,000 décès, ce qui pour un siècle donne le chiffre effrayant de 1,500,000 occasionnés par la tuberculose.

Si ce chiffre peut paraître considérable, il faut se rappeler que la tuberculose revêt des formes multiples. Que si la phtisie ordinaire représente sa manifestation la plus connue et peut-être aussi la plus meurtrière, il existe un grand nombre d'autres affections, qui se rattachent par leur cause essentielle à la tuberculose.

Dans le public, généralement poitrinaire et tuberculeux, sont deux termes que l'on prend l'un pour l'autre et qui sont considérés comme équivalents. Il y a toutefois une distinction importante à faire.

Si la grande majorité des poitrinaires sont en effet des tuberculeux, tous les tuberculeux ne sont pas des poitrinaires.

C'est ainsi que certaines méningites, un grand nombre d'affections osseuses et articulaires, de péritonites, d'entérites, rentrent dans ce que l'on désignait jadis sous le nom de diathèse tuberculeuse.

Les instructions rédigées par une commission de l'Académie de médecine, et destinées au public pour qu'il sache et puisse se défendre contre la tuberculose, instructions reproduites plus loin, définissent la tuberculose :

Une maladie parasitaire, virulente, contagieuse, transmissible, causée par un microbe, le bacille de Koch.

Nous reviendrons plus loin sur la découverte de l'agent virulent de la tuberculose ; mais il paraît utile de donner tout d'abord, quelques détails sur les symptômes présentés par les tuberculeux et notamment par les tuberculeux pulmonaires. Ces notions préliminaires forcément rudimentaires sont indispensables pour permettre au lecteur non habitué aux termes et au langage médical, de suivre la communication de Koch et les observations rapportées par ses collaborateurs.

D'où vient cette désignation de tuberculose ?

Quant on fait l'autopsie d'un phtisique, d'un poitrinaire, on trouve surtout dans les poumons, des petits noyaux plus ou moins gros, d'un aspect variable et d'une dureté également changeante, ce sont ces noyaux que l'on a désignés sous le nom de tubercules, mais ces tubercules eux-mêmes sont constitués par des granulations élémentaires, plus petites et qui forment par leur groupement et leur agglomération, la granulation tuberculeuse.

Avant la découverte de la cause spécifique de la tuberculose, du bacille tuberculeux, on attachait une grande importance à la structure de la granulation élémentaire, qui d'après quelques auteurs aurait présenté une organisation caractéristique. C'est ainsi que l'on avait établi, comme élément fondamental de la granulation, l'existence au centre d'une cellule gigantesque, dont les prolongements semblaient plonger dans la substance du follicule, cette cellule dite géante étant entourée de plusieurs zones de cellules, dont la grosseur diminuait du centre à la périphérie. Longtemps l'on a discuté sur l'importance de cette cellule géante comme élément spécifique de la tuberculose, mais aujourd'hui ces discussions n'ont plus qu'un intérêt purement historique et nous n'avons pas à nous y étendre.

Mais que devient ce tubercule, c'est là un point important, puisque c'est son évolution même qui constitue la maladie.

Toutes les productions tuberculeuses, quelle que soit leur forme et leur dimension, depuis la granulation invisible à l'œil nu, jusqu'au tubercule volumineux qui peut atteindre la dimension d'une noisette et même d'un œuf, peuvent présenter deux phases évolutives différentes, ou bien, et c'est le cas malheureusement le plus fréquent, il subit une dégénérescence dite caséeuse par suite de l'aspect qu'il présente avec le fromage (caseum), il est chargé de graisse, se ramollit et détermine les ulcérations.

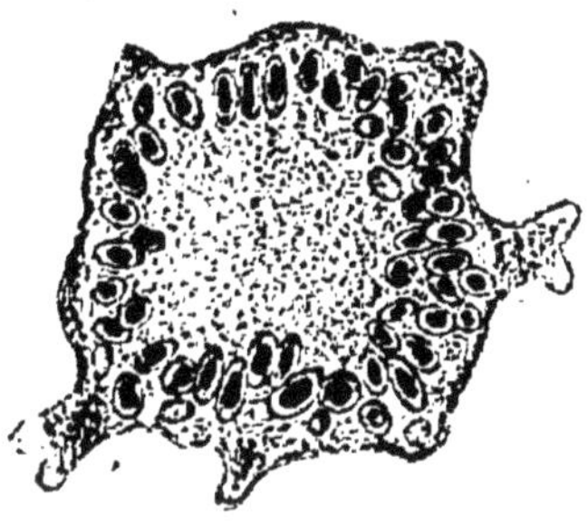

Tuberculose humaine. Pleurésie chronique, cellule géante, munie de prolongements rameux. (VINCENT, *Le Tubercule et les bacilles de la Tuberculose. Revue générale des Sciences.*)

Dans un autre processus, loin de se ramollir, le tubercule se durcit devient fibreux, et ce sont ces granulations que Cruveilher avait désignées avec raison sous le nom de granulations de guérison. Devenu dur, sclérosé, le tubercule en effet est désormais inoffensif.

Les tubercules en se ramollissant, puis en se vidant dans une bronche, laissent à leur place une place vide, une excavation. Si ces tubercules sont nombreux on conçoit que cette excavation peut prendre une importance considérable et c'est ainsi que se constituent les cavernes pulmonaires, cavernes dont les dimensions des plus variables vont d'une lentille c'est-à-dire à peine appréciable à l'œil, à celle d'un poing fermé et même plus.

SYMPTOMES ET DEGRÉS DE LA TUBERCULOSE PULMONAIRE

Koch, dans sa communication, signale le peu de succès que sa méthode paraît avoir sur les malades arrivés au troisième degré de la phtisie et par suite l'importance extrême de traiter les pulmonaires dès le début de l'évolution de la tuberculose.

Il nous paraît donc nécessaire, d'entrer ici dans quelques détails sur les périodes de la tuberculose pulmonaire, leurs symptômes généraux et les lésions internes qui expliquent ces symptômes.

On a divisé l'évolution de la tuberculose dans les poumons en trois périodes ou degrés.

Dans la première période et surtout au début de la tuberculose, dans ce que l'on peut appeler la période de germination, les signes extérieurs sont peu apparents.

Le médecin seul, et encore le médecin doué d'une oreille et d'un tact qui ne s'acquièrent que par un long exercice et quelquefois aussi par une intuition spéciale, peut décéler l'existence d'une tuberculose au début.

Il ne nous appartient pas ici d'exposer les modifications si délicates que permettent de reconnaitre une auscultation et une percussion attentives; signes si bien exposés par le professeur Grancher dans son livre. *Les maladies de l'appareil respiratoire*, mais il est d'autres symptomes, qui sans être caractéristiques doivent éveiller l'attention du malade ou de son entourage et l'inviter à consulter un praticien. Les rhumes négligés qui se présentent tous les hivers, persistant même l'été, un léger degré d'amaigrissement permanent, ne coïncidant pas avec des troubles digestifs ou autres spéciaux, quelques laryngites rebelles, sont autant de signes précurseurs qui doivent éveiller le soupçon.

Quant aux crachements de sang, aux hémoptysies, ils peuvent survenir à toutes les époques de la tuberculose pulmonaire, et ils sont même fréquemment un symptôme précurseur ou initial.

Le deuxième degré qui correspond au ramollissement des tubercules, est surtout marqué par la toux qui devient humide, muqueuse, en même temps que l'expectoration faible au début est plus abondante, affectant déjà une forme caractéristique. Les crachats sont arrondis, homogènes, présentant la forme d'une pièce de monnaie d'où leur nom de nummulaires. (1)

C'est à la troisième période ou période des cavernes, que correspond exactement le terme de phtisie, de consomption. Les phénomènes vont alors en s'accentuant, l'auscultation permet de décéler l'existence des excavations par les bruits de gargouillement, de pot fêlé, etc., que l'on constate.

Les crachats provenant de la fonte des tubercules, et des liquides des cavernes deviennent purulents, une fièvre dite hectique apparait tous les soirs, accompagnée de sueurs, de diarrhée incoercible, etc. Les hémorrhagies ultimes qui apparaissent à cette période, et qui proviennent de la rupture des vaisseaux dans les cavernes présentent alors une extrême gravité et entraînent souvent la mort immédiate du malade.

Ces trois périodes ne sauraient être exactement limitées, non seulement dans leurs symptômes, mais surtout dans leur marche et il est impossible de préciser d'une manière générale la marche de la tuberculose pulmonaire. Alors que chez quelques sujets, les premiers symptômes sont à peine signalés, que l'on voit se développer rapidement tous les phénomènes de la consomption, et la phtisie confirmée apparaître six ou sept mois après les premiers débuts du mal, chez d'autres au contraire la tuberculose reconnue immédiatement, confirmée par un examen médical consciencieux peut rester endormie de longues années. Tout réside dans la lutte entre l'organisme et la cause morbide, et l'on comprend l'influence qu'une bonne constitution, que des conditions hygiéniques avantageuses peuvent avoir sur un sujet déjà atteint et d'autre part la rapidité avec laquelle évoluera le mal sur un sujet débile ou dans toutes les conditions de misère physiologique.

(1) L'auscultation et la percussion donnent désormais des indications positives.

La phtisie pulmonaire n'est pas la seule manifestation de la tuberculose. Les procédés de diagnostic actuellement si précis et sur lesquels nous aurons à revenir, ont permis de ranger dans le domaine de la tuberculose, une liste considérable d'affections dont les relations intimes avec la phtisie pulmonaire étaient jusqu'alors complètement ignorées.

Il suffira de les énumérer rapidement et de signaler la gravité d'un grand nombre d'entre elles, pour montrer l'étendue immense du domaine de la tuberculose et par suite de l'importance du traitement qui est appelé à la dompter et à la vaincre.

Nous citerons tout d'abord, la tuberculose du système nerveux et parmi les accidents, la terrible méningite tuberculeuse, dont l'étiologie ne saurait désormais être mise en doute et qui frappe impitoyable un si grand nombre d'enfants de deux à sept ans.

Il n'est pas de maladie, pour laquelle la thérapeutique se soit montrée si impuissante. La mort paraît être à tel point le terme fatal de toute méningite tuberculeuse confirmée, que l'on élève des doutes, quand on signale à de très rares intervalles (il y en a quelques cas dans l'histoire médicale) des malades chez lesquels des médecins au diagnostic digne de toute confiances ont affirmée l'existence d'une méningite tuberculeuse et qui auraient guéri.

A côté des méningites, il nous faut signaler les lésions corticales ou centrales du cerveau; soit qu'il existe une série de granulations, soit qu'un tubercule volumineux détermine la compression de telle ou telle région motrice ou sensitive amenant des troubles spéciaux correspondant aux fonctions de la région comprimée.

Le tissu osseux est très souvent également le siège des lésions tuberculeuses. C'est ainsi que ces déformations de la colonne vertébrale connues sous le nom de scoliose, de lordose, de mal de Pott et pour lesquels les orthopédistes s'ingénient à construire des corsets et des appareils plus ou moins compliqués, relèvent presque toujours de la tuberculose. Il en est de même de ces lésions articulaires qui constituent la coxalgie, les tumeurs blanches du genou, du coude, etc. Les moyens thérapeutiques ont été multipliés contre la coxalgie, et les procédés les plus opposés préconisés par les autorités médicales les plus en vue. L'abondance de l'arsenal thérapeutique employé est toujours l'indice de l'impuissance ou du moins du peu d'efficacité de tous les traitements employés. Passant sous silence toutes les autres affections qui attaquent les organes, telles que la tuberculose du foie, de la rate, et surtout celle du péritoine entraînant avec elle ces péritonites tuberculeuses à évolutions toujours fatales, il suffira de signaler pour montrer l'étendue du domaine nosographique de la tuberculose, l'identité de la scrofule, le mal de misère avec les lésions tuberculeuses.

Désormais en effet la place de la scrofule paraît fixée, sa définition donnée : c'est une tuberculose atténuée.

LE LUPUS

Nous accorderons au lupus une mention toute spéciale, c'est en effet sur cette affection, que le traitement du docteur Koch, parait avoir donné les résultats les plus nets et les plus concluents ou pour être plus exacts, les plus visibles.

Le Lupus ou dartre rongeante, est déjà décrit par Hippocrate sous le nom d'herpes esthiomène, nom qu'il a du reste conservé; Cazenave en donne une excellente description.

Le Lupus, dit-il, est une maladie chronique de la peau, qui se manifeste quelquefois au début, par des taches d'un rouge violacé, mais le plus ordinairement par des tuberculos livides, indolents, plus ou moins volumineux. Il a pour caractère principal une tendance à détruire les parties environnantes ou les tissus sous-jacents, soit en labourant la peau sous forme d'abcès ichoreux, de mauvaise nature, se recouvrant sans cesse de croûtes brunâtres très adhérentes, qui laissent voir à leur chûte des destructions nouvelles, des cicatrices indélébiles. Tantôt le lupus s'étend en surface, tantôt au contraire, restant limité extérieurement, il détruit les tissus en profondeur, produisant des dégâts considérables, des perforations de la cloison du nez, du palais.

Le siège du lupus est le plus souvent à la face, occupant dans cette région de préférence le nez, mais s'étendant quelquefois jusqu'à la muqueuse du palais ou du pharynx.

La nature tuberculeuse du lupus avait été établie par l'examen microscopique avant même la découverte du bacille caractéristique et Friedlander et Koster avaient signalé l'existence des cellules géantes dans les tissus atteints par le lupus; depuis, les recherches de Koch lui-même ont confirmé l'identité du lupus et de la tuberculose.

Cette affection, par son siège d'élection, la face, par les désordres épouvantables qu'elle [détermine et par sa résistance extrême aux divers traitements employés, et même quand elle cède à ses traitements: fer rouge, tannin, par les cicatrices indélébiles qu'elle laissait, constitue une des manifestations les plus redoutables et les plus pénibles de la tuberculose.

CONTAGION DE LA TUBERCULOSE

La tuberculose est une maladie ancienne, mais pendant longtemps son mode de développement est resté inconnu.

L'étude des causes, disait en 1843 le docteur Louis, « est « le point le plus important de l'histoire de cette maladie, et « malheureusement le moins bien étudié jusqu'ici. Non, certes, « que les assertions manquent au sujet des causes qui dis- « posent de longue main à la phtisie, ou qui en décident « l'explosion ; mais les faits constatés rigoureusement, ceux « qui peuvent servir à l'avancement de la science, manquent « sur presque tous les points ; et, dans le petit nombre de « conclusions que je pourrais tirer de ceux que je recueillis « moi-même, je trouverais plutôt matière à combattre l'er- « reur qu'à établir la vérité. »

En 1865, vingt-deux ans plus tard, le professeur Grisolle, constatait encore que la science en était toujours au même point relativement à l'étiologie de la phtisie. « On peut dire », écrit-il, « que malgré les efforts louables tentés par nos con- « temporains, la plupart des questions sont encore à résou- « dre, et la science possède sur ce sujet bien moins de faits « rigoureusement observés que d'assertions qui attendent « encore leurs preuves. »

Depuis cette époque la science heureusement a fait de grands progrès.

L'hérédité de la tuberculose était déjà admise, mais sans qu'on pût l'expliquer.

L'observation banale montrait que la phtisie avait en quelque sorte des familles sur lesquelles elle frappait par excellence ; quant à savoir comment se transmet le principe héréditaire, si les parents transmettent à l'enfant le germe même, et ici, nous donnons au mot germe pour ne pas anticiper, toute son étendue la plus large, ou bien s'ils ne donnent qu'une prédisposition à contracter l'affection.

En d'autre termes, quant à savoir si on naît tuberculeux ou simplement tuberculisable, nous ne pouvons encore rien répondre sur ce sujet.

Mais si la tuberculose héréditaire est bien et depuis longtemps admise, il n'en est pas ainsi de l'idée de la contagion de cette affection.

Il faut reconnaître néanmoins que les croyances populaires, devançant en cela la science officielle, étaient favorables à l'idée de contagion et le Dr Olivier, dans son remarquable rapport sur la tuberculose au Conseil d'hygiène et de salubrité du département de la Seine, invoque à cet égard un témoignage curieux emprunté à la correspondance de George Sand.

Elle voyageait en Espagne, dans le courant de l'année 1839, avec Chopin, déjà atteint de la phtisie pulmonaire qui devait l'emporter dix ans plus tard, et venait de s'établir à Mayorque. « Au bout d'un mois », écrit-elle, « le pauvre « Chopin, qui, depuis Paris, allait toujours toussant, tomba « plus malade et nous fîmes appeler un médecin, deux mé- « decins, trois médecins, tous plus ânes les uns que les au- « tres, et qui allèrent répandre dans l'île la nouvelle que le « malade était poitrinaire au dernier degré. Sur ce, grande « épouvante ! La phtisie est rare dans ces climats et passe « pour contagieuse. Joignez à cela l'égoïsme, la lâcheté, l'in- « sensibilité et la mauvaise foi des habitants. Nous fûmes « regardés comme des pestiférés, de plus, comme des païens, « car nous n'allions pas à la messe. Le propriétaire de la « maison que nous avions louée nous mit brutalement à la « porte et voulut nous intenter un procès, pour nous forcer à « recrépir sa maison infectée par la contagion. La jurispru- « dence indigène nous eût plumés comme des poulets. » Les tribulations des deux voyageurs recommencèrent à Barcelone. Au moment où ils quittaient l'auberge dans laquelle ils étaient descendus, l'hôte voulut leur faire payer le lit où Chopin avait couché, sous prétexte qu'il était infecté et que la police lui ordonnait de le brûler.

Il faut reconnaître que Laennec qui, en inventant les procédés d'auscultation et de percussion de la poitrine fit faire à l'étude symptômatique de toutes les affections pulmonaires et de la phtisie en particulier un progrès immense, avait entrevu déjà en 1826 l'innoculabilité de la tuberculose. Et la blessure qu'il avait reçue au doigt en sciant des vertèbres tuberculeuses fut toujours considérée par lui, comme l'origine même du mal qui devait l'emporter un jour.

Mais c'est à Villemin, professeur au Val de Grâce, que revient l'honneur d'avoir démontré l'innoculabilité de la phtisie humaine aux animaux et d'avoir pu classer ainsi la tuberculose dans les affections virulentes et contagieuses.

Villemin prenait de la matière tuberculeuse, granulations ou produits caséeux et innoculait des animaux avec ses produits. Il a pu montrer ainsi que le germe infectueux de la tuberculose pouvait pénétrer dans l'organisme par des voies différentes : la peau où les muqueuses extérieures mal protégées, les voies digestives et les voies respiratoires, l'invasion et la marche de la tuberculose, variant avec la porte d'entrée.

Dans les expériences entreprises au début par Villemin la matière tuberculeuse elle-même était employée et les contradicteurs ardents qui attaquèrent les conclusions de Villemin, affirmaient que les tubercules observés sur les animaux innoculés n'avaient rien de spécifique, que des corps étrangers, nullement tuberculeux étaient susceptibles de déterminer des granulations de même aspect et de même structure. Villemin et après lui H. Martin répondirent victorieusement à ces objections en montrant que si des corps étrangers pouvaient déterminer il est vrai des granulations analogues, ces granulations transportées sur de nouveaux sujets restaient même incapables de se reproduire alors que les granulations filles d'une contamination tuberculeuse conservaient dans une série de générations leur énergie et leur virulence.

LE BACILLE DE LA TUBERCULOSE

Les grands travaux de Pasteur sur la nature des virus en général, devaient faire supposer que la virulence des produits tuberculeux étaient dus à l'existence de micro-organismes.

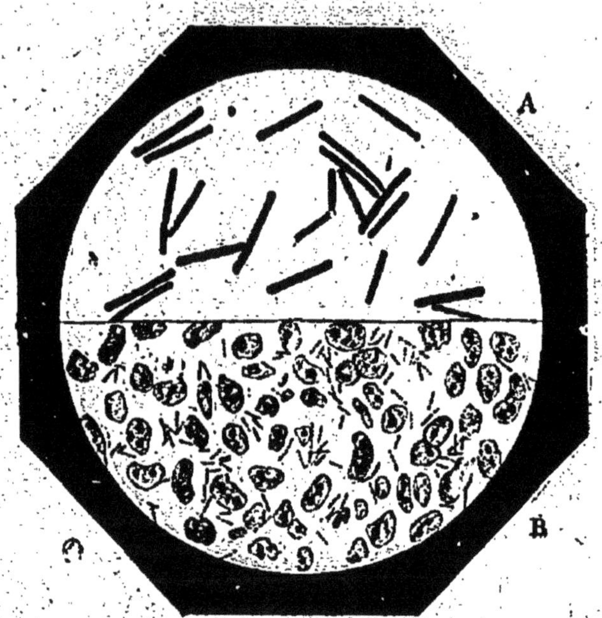

A. — Bacilles de la tuberculose à un fort grossissement.

B. — Les mêmes bacilles vues à un moindre grossissement dans le crachat d'un phtisique : On voit aussi, dans ce crachat des leucocytes déformés et des débris épitheliaux.

Déjà Bouchard guidé par les idées de Pasteur entrevit l'existence probable de bactéries dans la tuberculose, et Klebs puis Toussaint cherchèrent à isoler le microbe incriminé.

C'est à Koch que revient sans constesté l'honneur de la découverte du microbe de la tuberculose. C'est principalement à ses travaux que nous allons emprunter les détails qui vont suivre.

« Le microbe de la tuberculose, bacille de Koch, est un

petit bâtonnet, extrêmement mince, long de 3 à 4 millièmes de millimètre. Il provient de spores ovoïdes, très petites, très réfringentes et dont le contour est limité par une ligne très fine. A l'époque où les spores se produisent, les bâtonnets ou bacilles se décomposent en plusieurs articles, dont chacun contient une spore qui, à l'inverse du segment de bacille, ne peut subir l'action d'aucune matière colorante connue. On trouve de deux à quatre spores par bâtonnet.

« La spore, une fois détachée du corps du bâtonnet, ne peut plus être observée sous le champ du microscope.

C'est donc seulement par la richesse des bacilles à spores que l'on peut juger du plus ou moins grand nombre de ces derniers.

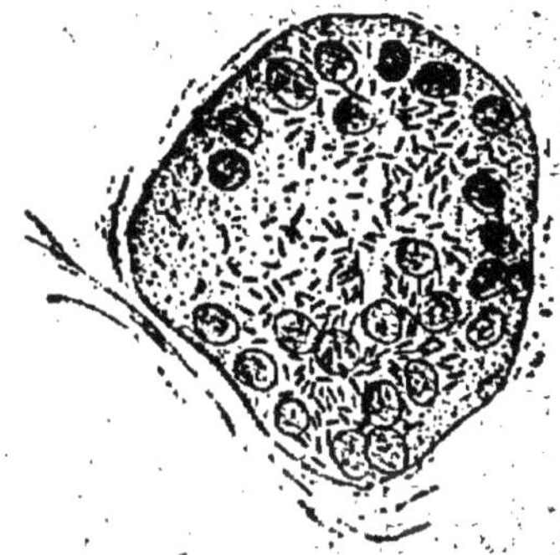

Foie de faisan tuberculeux, cellules géantes remplies de bacilles.

« Les bacilles qu'on trouve dans les crachats et les foyers tuberculeux sont tantôt riches, tantôt pauvres en spores. On en trouve un grand nombre dans les crachats des phtisiques arrivés à la période d'infiltration caséeuse et d'excavation pulmonaire.

Pour étudier ces êtres infiniments petits, il faut une technique microscopique parfaite, non seulement et c'est ce que Koch reconnaissait lui-même récemment, les perfectionnements nombreux apportés aux appareils optiques ont permis de poursuivre de plus en plus loin les recherches anatomo-pathologiques, mais encore les méthodes employées pour rendre plus visibles les microbes en les colorant ont rendu ces recherches beaucoup plus faciles et plus précises.

Parmi ces méthodes l'une d'elles a surtout donné d'excellents résultats, elle est connue sous le nom de méthode d'Ehrlich.

Ce procédé consiste à mettre les lamelles de verre, chargées des produits que l'on veut examiner dans une solution d'huile d'aniline et de violet de méthyl, tous les éléments organiques, fibres cellules épithéliales se colorent avec une intensité plus ou moins intense ainsi que les bacilles et on gagnerait fort peu à ce procédé, si le bacille de la tuberculose ne possédait une propriété particulière et précieuse : quand on traite la préparation ainsi colorée par de l'acide azotique au tiers, toutes les matières colorées pâlissent, seuls les bacilles de la tuberculose résistent à la décoloration et apparaissent alors vivement colorés dans le champ du microscope.

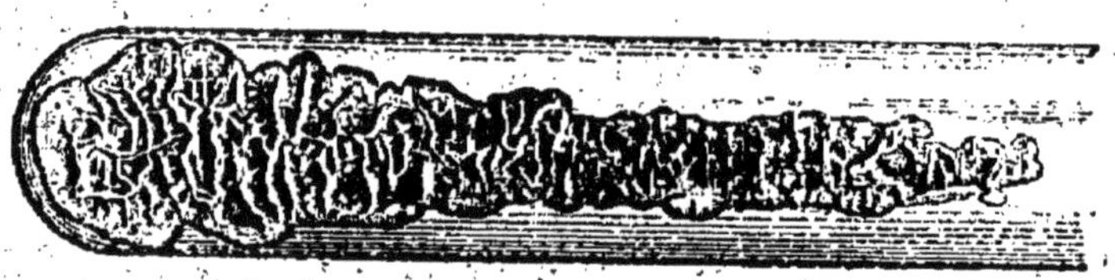

Culture des bacilles tuberculeux dans un tube de sérum gélatinisé.

L'existence du bacille tuberculeux mis hors de doute, restait à établir cette question toujours la même dans les cas de maladie virulente. Le bacille est-il cause ou effet.

C'est encore à Koch que revint l'honneur de démontrer d'une manière irréfutable la nocuité du bacille tuberculeux. Il réussit à cultiver le bacille recueilli dans les crachats des phtisiques.

Les cultures de cette bactérie se fond dans du sérum sanguin gélatinisé. Ce sérum est placé dans des tubes à culture, tube de verre de 15 centimètres de longuer et de 1 à 2 centimètres de diamètres, fermé à une extrémité, et bouché par un tampon de ouate à l'autre extrémité. On stérilise ces tubes, c'est-à-dire qu'on détruit par la chaleur tous les germes qu'ils pourraient contenir et on les ensemence ensuite avec un fragment de tubercule pris et introduit avec toutes les précautions nécessaires, et promené sur la surface de la gélatine solidifiée.

Les cultures sont toujours très longues à se développer, au bout de 10 ou 15 jours seulement apparaissent des petites taches blanchâtres ou jaunâtres. Ce sont ces petites taches qui servent pour faire de nouvelles cultures qui se développent plus rapidement et plus complètement, formant sur la gélatine des membranes plus denses constituées par des colonies de bacilles à l'état de pureté.

Koch a ainsi obtenu des cultures pures en employant les

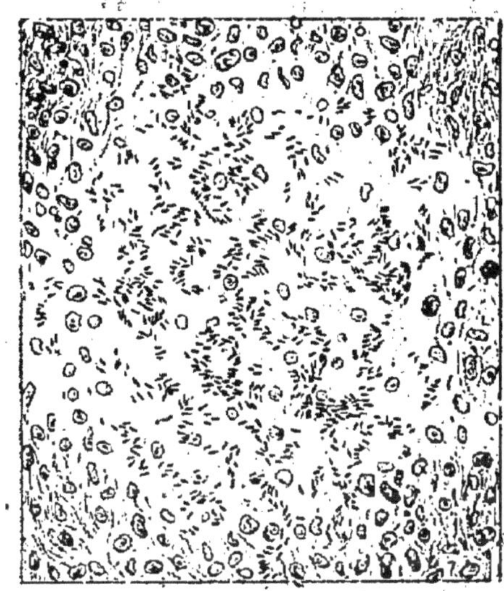

Préparation de bacilles de la tuberculose.

divers produits tuberculeux du poumon de l'homme, de la vache, des autres organes et des ganglions scrofuleux.

Le diagnostic des affections tuberculeuses est devenu beaucoup plus précis depuis la découverte du bacille de Koch. Un certain nombre d'affections considérées jusqu'ici comme indépendantes de la tuberculose ont du être incorporées dans cette grande famille morbide, par suite de la constatation de l'existence du bacille caractéristique dans les foyers malades. Partout où l'on rencontre le bacille de Koch on peut en effet affirmer la corrélation fatale avec la tuberculose, mais on ne saurait d'autre part conclure à l'indépendance d'une affection par l'impossibilité de découvrir sous le microscope le bacille en question. C'est ainsi que dans les crachats de sujets chez lesquels l'auscultation et les symptômes généraux ne laissaient aucun doute sur l'existence d'une phtisie confirmée, l'existence des bacilles n'a pu être constatée.

Dans la tuberculose au début, les crachats ne renferment pas encore de bacilles, on conçoit facilement que ces microorganismes ne peuvent être expulsés à l'extérieur qu'au moment de la fonte des tubercules.

Mais dès cette période on trouve fréquemment les bacilles en nombre considérable, leur nombre est toujours très variable, et il est généralement en rapport avec l'état d'ulcération des poumons.

Bien que les signes fournis par l'auscultation et l'examen complet de la poitrine soient encore le procédé le plus sûr de diagnostic d'une tuberculose, l'examen des crachats ne doit pas être négligé, dans certains cas, en effet, où le médecin peut avoir quelques doutes sur l'origine même des troubles qu'il reconnait dans l'appareil respiratoire, la constatation faite au microscope de la présence des bacilles dans les produits d'expectoration suffira en effet pour lever ses doutes.

Dans quelques affections qui relèvent surtout du domaine de la chirurgie, telles que certaines nodosités des muqueuses linguales, laryngées ou autres, l'examen microscopique de parcelles de la tumeur enlevées préventivement permettent encore de déterminer parfois avec précision la nature morbide de la tumeur et de régler ainsi la conduite du chirurgien. On verra plus loin, que d'après les affirmations de Koch, cet examen deviendrait lui-même inutile et que les réactions observées sur le sujet à la suite d'une injection de son liquide suffiraient pour établir le diagnostic.

La méthode de Koch, malgré les résultats favorables du début et l'enthousiasme qui l'a accueillie, est encore trop nouvelle, pour que nous puissions affirmer, être désormais maîtres de la phtisie et voir disparaître complètement cette redoutable affection.

Quelle que soit son efficacité, longtemps encore il y aura des phtisiques, et on doit songer, avant tout, suivant le grand précepte sanitaire, qu'il vaut mieux prévenir que guérir, à lutter par des mesures prophylactiques contre le développement et la contagion de la tuberculose.

Aussi reproduisons-nous les instructions que la commission de l'Académie de médecine avait rédigées pour être livrées à la publicité.

L'Académie après une longue discussion de plusieurs mois, n'a pas jugé, et pour notre part, nous le regrettons, de répandre dans le public ses instructions si utiles; craignant d'effrayer les malades et leur entourage. Cette crainte est peu légitime et n'aurait pu avoir que des effets salutaires.

I. — La tuberculose est de toutes les maladies celle qui fait le plus de victimes. Dans les grandes villes elle compte pour un quart à un septième dans la mortalité.

Pour s'expliquer l'élévation de ce chiffre il faut savoir que la phtisie pulmonaire n'est pas la seule manifestation de la tuberculose, comme on le croit à tort dans le public. En effet, nombre de bronchites, de pleurésies, de méningites, de péritonites, d'entérites, de lésions osseuses et articulaires, d'abcès froids, etc., sont des maladies de même nature.

II. — La tuberculose est une maladie infectieuse, parasitaire, causée par un microbe; mais elle n'est transmissible à un individu sain par un sujet malade que dans des conditions spéciales que nous allons déterminer.

En dehors de sa transmission héréditaire directe, le microbe de la tuberculose pénètre dans l'organisme par les voies aériennes avec l'air inspiré, par le canal digestif avec les aliments, par la peau et les muqueuses à la suite d'écorchures, de piqûres, de plaies et d'ulcérations diverses.

III. — La source contagieuse la plus fréquente et la plus redoutable réside dans les crachats des phtisiques. A peu près inoffensifs tant qu'ils restent à l'état liquide, c'est surtout lorsqu'ils sont réduits en poussière qu'ils deviennent dangereux. Ils revêtent promptement cette forme lorsqu'ils sont projeté sur le sol, les planchers, les carreaux, les murs; lorsqu'ils souillent les vêtements, les couvertures, les objets de literie, les tapis, les rideaux, etc., lorsqu'ils sont reçus dans des mouchoirs, des serviettes, etc.

C'est alors que desséchés et pulvérulents ils sont mis en mouvement par le balayage et l'époussetage, le battage et le brossage des étoffes, des meubles, des couvertures, des vêtements. Cette poussière suspendue dans l'air, pénètre dans les voies respiratoires, se dépose sur les surfaces cutanées et muqueuses dépouillées de leurs vernis épidermique, sur les objets usuels servant aux usages alimentaires et devient ainsi un danger permanent pour les personnes qui séjournent dans l'atmosphère ainsi souillée.

Le principe contagieux de la tuberculose se trouve aussi dans les déjections des phtisiques, soit qu'il provienne des lésions intestinales si communes dans cette affection soit qu'il vienne des crachats avalés par les malades. Très fréquemment ceux-ci sont atteints de diarrhée, souillent leurs draps de lit et leur linge et créent ainsi une source d'infection contre laquelle il importe de se mettre en garde.

En conséquence il faut :

1° Etre bien convaincu de la nécessité de prendre les plus grandes précautions au sujet des matières de l'expectoration des phtisiques. Elles doivent toujours et partout être reçues dans des crachoirs contenant une certaine quantité de liquide et non des matières pulvérulentes telles que du sable, du son et des cendres. Ceux-ci doivent ensuite être vidés chaque jour dans le feu et nettoyés à l'eau bouillante. Jamais ils ne doivent être déversés sur les fumiers ni dans les cours et les jardins où ils peuvent tuberculiser les volailles qui les mangent.

L'usage des crachoirs ne doit pas se borner aux hôpitaux et aux habitations privées mais il est indispensable de l'adopter pour tous les établissements publics (casernes, ateliers, gares de chemins de fer et autres lieux de réunion).

2° Ne point laisser sécher le linge maculé par les déjections des tuberculeux, mais le tremper et le faire séjourner quelque temps dans l'eau bouillante avant de le livrer au blanchissage, ou bien le brûler.

3° Eviter de coucher dans le lit d'un tuberculeux et habiter sa chambre le moins possible, si de minutieuses précautions n'ont pas été prises contre les crachats et contre les souillures de son linge par ses déjections.

4° Obtenir que les chambres d'hôtels, les maisons garnies, les chalets, les villas, etc., occupés par les phtisiques dans les villes d'eaux et les stations hivernales soient meublés et tapissés de telle manière que la désinfection y soit facilement et complètement réalisée après le départ de chaque malade.

Le public est le premier intéressé à préférer les habitations dans lesquelles de pareilles précautions hygiéniques sont observées.

5° Ne se servir des objets contaminés par les tuberculeux (linge, literie, vêtements, objets de toilette, tentures, meubles, jouets), qu'après désinfection préalable (étuve sous pression, ébullition, vapeurs soufrées, peinture à la chaux).

VI. — Si les crachats des phtisiques, ainsi que leurs excrétions alvines sont l'origine la plus commune des tuberculoses acquises, ils n'en sont pas la seule.

Le parasite de la maladie peut se rencontrer dans le lait, la viande et le sang des animaux malades qui servent à l'alimentation de l'homme (bœuf, vache surtout, lapin, volailles) :

1° Le lait, dont la provenance est le plus généralement inconnue, doit attirer spécialement l'attention des mères et des nourrices en raison de l'aptitude des jeunes enfants à contracter la tuberculose.

(Il meurt annuellement à Paris plus de 2,000 tuberculeux âgés de moins de deux ans).

La mère tuberculeuse ne doit pas nourrir son enfant, elle doit le confier à une nourrice bien portante, vivant à la campagne dans une maison non habitée par des phtisiques où, avec les meilleures conditions hygiéniques les risques de contagion tuberculeuse sont beaucoup moindres que dans les villes.

L'allaitement au sein étant impossible, si on le remplace par l'allaitement avec le lait de vaches, celui-ci doit être toujours bouilli.

Le lait d'ânesse et de chèvre, non bouilli, offre infiniment moins de dangers.

2° La viande des animaux tuberculeux doit être prohibée. Le public a tout intérêt à s'assurer si l'inspection des viandes exigée par la loi est régulièrement et rigoureusement exercée.

3° L'usage d'aller boire du sang dans les abattoirs est dangereux, il est du reste sans efficacité.

VII. — Tous les individus n'ont pas au même degré l'aptitude à contracter la tuberculose. Il y a des sujets particulièrement prédisposés et qui doivent redoubler de précautions pour éviter les circonstances favorables à la contamination signalée plus haut. Ce sont :

1° Les personnes nées de parents tuberculeux ou appartenant à des familles qui comptent plusieurs membres frappés par la tuberculose.

2° Celles qui sont débilitées par les privations et les excès. L'abus des boissons alcooliques est particulièrement néfaste.

3° Sont aussi prédisposés à la tuberculose, les individus atteints ou en convalescence de rougeole, de coqueluche, de variole et surtout les diabétiques.

TUBERCULOSE EXPÉRIMENTALE

Villemin, comme nous l'avons déjà cité, avait prouvé la contagion de la tuberculose en inoculant à des animaux des fragments de tubercules (1865). Ces expériences avaient été reprises et complétées par Chauveau (1869) qui provoquait

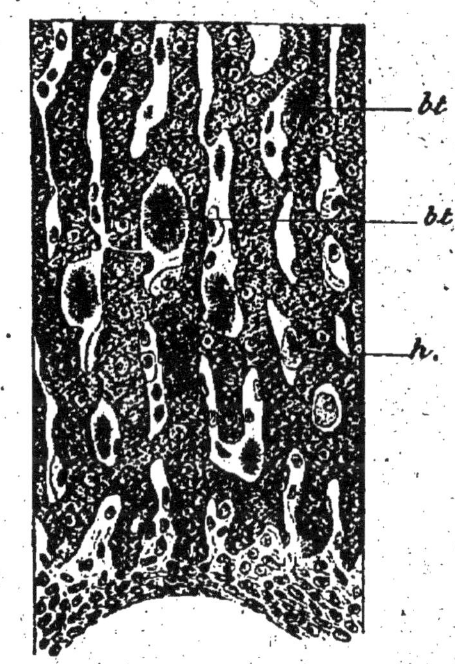

Tuberculose expérimentale. Injection intraveineuse du bacille de Koch. Coupe du foie — *bt* : Amas bacillaires affectant une disposition radiée. — *h* : Travées des cellules hépatiques limitant les espaces capillaires où se sont arrêtés les bacilles.

l'apparition de la tuberculose en faisant avaler à des animaux des substances alimentaires mélangées de produits tuberculeux, par Cohnheim qui, jadis adversaire des idées de Villemin, en était devenu ensuite le plus ardent défenseur après avoir vu la tuberculose se généraliser après l'injection de produits tuberculeux dans la chambre antérieure de l'œil.

Koch, grâce aux méthodes de culture pure de bacille, a pu nettement montrer le rôle essentiel du bacille tuberculeux dans le développement de la tuberculose, comme Pasteur l'avait fait précédemment pour la bactérie charbonneuse.

Depuis, les expériences faites sur les animaux ont été poursuivies en grand nombre sur les animaux, les inoculations sous toutes les formes multipliées; elles ont montré, ce que l'on savait déjà pour d'autres microbes, que les espèces animales se comportaient différemment avec le bacille de la tuberculose, que les chiens, par exemple, étaient réfractaires au virus, alors que les bovidés d'une part et les cobayes étaient les milieux des plus favorables au développement du microbe.

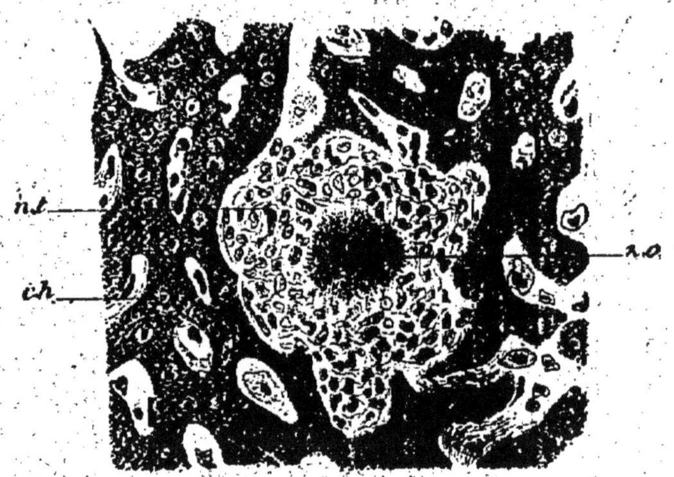

Une partie de la coupe précédente, vue à un plus fort grossissement.

Les recherches faites pour obtenir l'atténuation de la virulence du bacille de Koch et pour donner aux animaux l'immunité contre ce bacille, ont donné lieu à un certain nombre de travaux, nous citerons en France ceux de Collin, de Daremberg, de Grancher et Martin, de Richet et Héricourt, de Courmont et Dor.

On doit toutefois faire remarquer que dans les expériences

poursuivies en France, on a presque toujours utilisé les bacilles recueillis sur des oiseaux. La tuberculose dite aviaire est en effet beaucoup plus active, donne des résultats plus sûrs, mais il n'est pas absolument certain qu'elle soit identique à la tuberculose humaine.

Dans le laboratoire de Koch, à l'Office impérial de santé, les recherches se poursuivaient en silence, pour aboutir à la communication dont il est tant parlé aujourd'hui.

MM. Grancher et Martin d'une part, Richet et Héricourt de l'autre, ayant fait connaître récemment leur méthode, nous croyons devoir donner à titre de document leur communication.

SUR UN MODE DE TRAITEMENT ET DE VACCINATION DE LA TUBERCULOSE

Communication faite à l'Académie des sciences le 18 août 1890, par M. J. Grancher et M. H. Martin.

Le 19 novembre 1889, nous avons déposé, sur le bureau de l'Académie de médecine, un pli cacheté où il est consigné que, par un mode de traitement, nous avons réussi à arrêter, pendant longtemps, l'évolution de la tuberculose expérimentale sur le lapin.

La publicité que M. R. Koch vient de donner, à l'ouverture du Congrès international de Berlin, aux résultats qu'il a obtenus, en rendant des cobayes réfractaires à la tuberculose, ou en les guérissant d'une tuberculose déjà avancée, nous conduit à faire connaître un peu plus tôt que nous ne l'aurions voulu nos recherches sur le même sujet.

Dans toutes nos expériences, nous avons choisi le lapin, et, comme voie d'inoculation, l'injection intra-veineuse, parce qu'on obtient ainsi, avec certitude, une tuberculose qui tue dans un temps court à peu près fixe, avec des lésions constantes du foie, de la rate et du poumon, et qui échappe à tout traitement local. La tuberculose ainsi conférée étant toujours mortelle, nous avons là une base solide qui permet d'apprécier exactement les résultats positifs ou négatifs d'une méthode quelconque, tendant à conférer l'état réfractaire ou à guérir après infection.

1° *Traitement de la tuberculose expérimentale après infection.* — Nous avons toujours procédé d'après un plan uniforme.

Lapins traités et lapins témoins étaient inoculés en même temps dans la veine de l'oreille avec la même quantité d'une culture virulente délayée dans un peu d'eau stérilisée. Le poids de chaque animal était pris chaque jour, et nous guidait dans l'application du traitement.

Dans ces deux dernières années, nous avons expérimenté sur 42 lapins, dont 15 témoins et 27 traités, en diverses séries. Nos résultats sont, d'une manière générale, conformes à ceux de la série suivante, où le traitement a été efficace chez *tous* les lapins traités :

Le 31 décembre 1889, 7 lapins reçoivent dans la veine de l'oreille la même quantité d'un culture très virulente. Le lapin témoin meurt le 25 janvier, 23 jours après l'inoculation, 5 des lapins traités ont vécu 126, 176, 184 et 189 jours. Le 6e est encore vivant 229 jours après l'inoculation.

L'autopsie est presque négative. La rate est petite, le foie paraît sain, sans aucun bacille tuberculeux. On ne trouve dans les espaces portes péri-lobulaires que quelques cellules embryonnaires, trace du processus tuberculeux, en voie de guérison.

2° *Vaccination de la tuberculose expérimentale.* — Nous nous sommes appliqués à obtenir des virulences graduées jusqu'à la perte même de la virulence, et, quoique cette échelle n'ait rien de mathématique, elle est suffisante toutefois pour être utilisée à peu près comme le sont les moelles desséchées dans la méthode de M. Pasteur pour le traitement de la rage.

Nous désignerons, sous le nom de virulence n° 1, les cultures les plus virulentes de notre série, qui tuent le lapin, par injection intra-veineuse, en quinze jours ou un mois. Les virulences 2, 3, 4, 5, 6, 7, 8, 9 et 10 sont successivement décroissantes. Ces dernières cultures du n° 10 au n° 7 inclusivement réensemencées, ne se développent plus; elles sont sans effet sur les lapins. Les virulence 2 et 3 sont mortelles, mais avec des échéances variables, selon la résistance de l'animal. Ces échéances sont variables, à plus forte raison avec les virulences 4, 5 et 6. Une de nos premières séries remonte au 27 août 1889. Ce jour-là cinq lapins ont reçu, dans la veine de l'oreille, chacun une demi-seringue de Pravaz de culture très affaiblie à virulence n° 6. Le 3 septembre, les mêmes lapins ont reçu la virulence n° 3 et le 12 septembre encore la même culture n° 3; puis le 26 septembre la virulence n° 2 et enfin, le 15 octobre, la virulence n° 1. Nous inoculons ce jour-là, en même temps que les lapins vaccinés, trois lapins neufs comme témoins.

Ceux-ci meurent les 28 octobre, 2 novembre et 5 novembre, avec les lésions classiques de la tuberculose expérimentale : rate énorme, foie muscade, poumons criblés de granulations tuberculeuses. Parmi les vaccinés, 3 sont morts, en même temps que les témoins, les 31 et 26 octobre et le 3 novembre, et avec les mêmes lésions. Mais deux ont résisté, l'un jusqu'au 17 décembre, l'autre jusqu'au 7 janvier 1890. Ils ont succombé avec des lésions tuberculeuses légères.

Cette tentative ayant paru nous donner un résultat partiel malgré l'insuffisance de la vaccination qui ne comportait que les cultures affaiblies 6, 3, 3 et 2, avant la culture très virulente, nous avons fait de nouvelles séries en multipliant nos cultures vaccinales et en nous arrêtant à la virulence n° 2. Nous avons obtenu ainsi de très bons résultats. Dans une série, notamment, composée de 9 lapins vaccinés et de 2 témoins, nous avons encore 5 de ces animaux inoculés le 23 janvier avec la culture n° 2, mortelle, et vivant encore 7 mois après cette inoculation.

Mais, en nous arrêtant à la virulence n° 2, les témoins ne meurent pas tous dans le même temps, et l'immunité conférée par la vaccination en parait moins probante. Nous avons donc, dans une dernière série, vacciné 11 lapins par les cultures n°s 6, 5, 4, 3 et 2, du 30 janvier au 25 mars ; et, le 10 avril, ces 11 lapins vaccinés ont reçu, en même temps que 2 témoins, la culture n° 1. Nous n'avons pris que 2 témoins parce que, ainsi que nous l'avons dit précédemment, cette culture n° 1 est toujours mortelle à bref délai.

Les témoins sont morts les 3 et 10 mai, soit 23 à 30 jours après l'inoculation d'épreuve. Les 11 vaccinés ont résisté bien davantage : 2 sont morts les 16 et 26 juin ; 3 les 7 et 29 juillet ; 4 les 4, 7 et 9 août ; 3 sont encore vivants plus de 4 mois après l'inoculation la plus virulente.

Nous croyons donc avoir réussi, d'une part, à donner aux lapins une résistance prolongée contre la tuberculose expérimentale la plus rapide et la plus certaine, et, d'autre part, à leur conférer, contre la même maladie, une immunité dont il reste à déterminer la durée.

Les résultats obtenus par M. R. Koch, sur les cobayes, l'ont été très vraisemblablement, par des méthodes et des procédés différents des nôtres, puisque, au moins en ce qui concerne la vaccination, M. Koch n'y fait aucune allusion. Il est donc permis d'espérer que nous aurons, quelque jour, plusieurs moyens de combattre efficacement le bacille tuberculeux.

* * *

De leur côté MM. Richet et Héricourt après avoir constaté que l'injection de sang de chien, animal refractaire à la tuberculose retardait l'évolution de la tubercule chez le lapin, mais sans l'enrayer complètement, communiquaient à la Société de biologie les résultats obtenus en utilisant, comme vaccin, non des cultures atténuées, mais des cultures anciennes stérilisées.

EXPÉRIENCES SUR LA VACCINATION TUBERCULEUSE

Note de MM. Richet et Héricourt.

Société de biologie, 15 novembre 1890.

Si l'on prend une vieille culture tuberculeuse, et qu'on la chauffe au-dessus de 100° pendant quelque temps, on tue les germes vivants, mais on laisse à peu près intactes les substances chimiques produites par les microbes. C'est un moyen général de vaccination, devenu à peu près classique depuis les belles expériences de MM. Bouchard et Charrin. On ne l'avait pas essayé pour la tuberculose, ou du moins les résultats avaient été nuls. M. Daremberg avait seulement constaté la toxicité extrême des vieilles cultures.

Cependant, dans une première expérience datant du 18 avril de cette année, nous avons constaté une très grande différence entre les lapins *vaccinés* (c'est-à-dire ayant reçu cette culture chauffée) et les autres lapins dits *témoins*. Sur 24 lapins, nous avions 4 lapins vaccinés et 20 lapins témoins. Sur ces 4 vaccinés, 1 est mort; mais il est mort accidentellement, non de cachexie tuberculeuse, mais d'une complication tuberculeuse, ce qui est bien différent. En effet, il eut vers le douzième jour un abcès de la colonne vertébrale, et il mourut le quarante-deuxième jour, un des premiers, avec une fracture du rachis. En somme, il est mort d'une abcès vertébral, et non de la tuberculose, quoiqu'il eût des bacilles tuberculeux dans son abcès.

Si nous éliminons ce cas, et si nous faisons aussi élimination de 4 lapins témoins, morts sans tuberculose de diverses manières (du 18 avril au 17 novembre de cette année), nous avons : sur 3 vaccinés, pas de mort; et sur 16 témoins,

12 morts ; ce qui est une statistique extrêmement satisfaisante.

Dans une seconde expérience faite plus récemment, nous avions 3 témoins et 5 vaccinés. L'inoculation tuberculeuse fut faite avec du virus très actif, et dans les veines. Or, dans ces conditions, jamais les lapins inoculés n'échappent à la mort, et ils meurent très rapidement. Au trentième jour, sur 3 témoins, 2 étaient morts, et le troisième est mourant. Quant aux 5 vaccinés, ils se portent bien, et nous pouvons espérer — bien entendu sans rien affirmer — qu'ils survivront.

Le 5 décembre, les lapins vaccinés étaient toujours en parfaite santé et augmentaient de poids.

VIRUS ET VACCINS

Le silence absolu dans lequel se renferme Koch, sur la nature du produit qu'il emploie et sur son mode de préparation ne permet à l'heure actuelle que d'émettre des hypothèses, en s'appuyant sur les recherches faites par les expérimentateurs qui eux, à l'encontre du médecin de Berlin ont fait connaître leur méthode et leurs procédés.

On a parlé depuis le commencement du Congrès de Berlin, de l'emploie de sels métalliques, et entre autre des cyanures d'or. Un élève de Koch, Behring à constaté en effet que les sels d'or possédaient un pouvoir antiseptique assez intense et on peut admettre qu'injectés à des animaux tuberculeux ils peuvent retarder l'évolution de la maladie, mais l'activité même du médicament employé, son inefficacité quand il est administré par la voie stomacale, la difficulté de s'en procurer les quantités nécessaires pour répondre aux demandes actuelles, suffisent pour éliminer la question des sels métalliques, au moins employés seuls, car il se peut qu'ils soient utilisés à un certain moment de la préparation du médicament.

Il est de beaucoup plus probable, on peut même dire certain que Koch a utilisé le microbe de la tuberculose lui-même ou plutôt ses produits de sécrétion pour lutter contre elle. Et c'est ici qu'il est indispensable pour justifier cette hypothèse d'exposer en peu de mots ce que nous savons actuellement sur le mode d'action des microbes pathogènes et sur les moyens que possède l'organisme pour lutter contre eux et quelquefois les vaincre, moyens qui désormais, sont en partie connus et que l'on peut, dans certains cas au moins utiliser volontairement.

Tout le monde sait que les maladies dites infectieuses ne récidivent généralement pas et qu'une atteinte même légère suffit le plus souvent pour conférer l'immunité. La rougeole, la scarlatine sont des exemples bien connus et bien évidents. Bien que reconnu depuis longtemps, ce fait n'avait pas reçu d'explication, et comme le faisait remarquer M. Chauveau dans un article de la *Revue Scientifique* : les hypothèses étaient extrêmement peu nombreuses et toujours émises avec une sobriété de développements tout à fait inaccoutumée qui jure avec l'esprit ordinaire de l'ancien esprit médical.

Depuis la connaissance de l'agent infectieux, deux opinions ont été avancées, l'une soutenue par Pasteur, l'autre toute opposée par Chauveau.

Pasteur admettait qu'une première culture de microbes infectieux crée l'immunité, dans l'organisme animal, en le dépouillant de tous les principes qui sont nécessaires à la vie, au développement de ces microbes infectieux : au contraire M. Chauveau soutenait que cette première culture laissait après elle des matières résiduelles qui imprègnent l'organisme et le rendent impropre ou peu propre à une nouvelle culture de l'agent pathogène. La lutte entre ces deux théories a été vive, mais elle paraît aujourd'hui terminée par le triomphe de la seconde hypothèse.

C'est une notion désormais acquises, que les bactéries agissent sur les animaux par les matière qu'elles sécrètent.

Les micro-organismes en effet, comme tous les êtres vivants, sont en perpétuelles évolution Vivre, c'est agir, c'est-à-dire, c'est assimiler et désassimiler, construire et détruire. Il est possible que les microbes puissent quelquefois, exercer une action spéciale sur l'organisme qu'ils ont envahi en lui enlevant certains principes nutritifs pour se les assimiler, mais c'est surtout par leur produit de désassimilation, par les matières sécrétées par eux qu'ils agissent sur l'animal.

Or, comme le fait remarquer le professeur Bouchard, dans sa magnifique conférence au congrès de Berlin : *Essai d'une théorie de l'infection*; conférence que nous aurons souvent l'occasion de citer ici :

« L'intensité de cette action chimique, est proportionnelle à la masse de la substance chimique qui la produit ». Cette assertion semble aller à l'encontre de la distinction admise, entre la virulence et l'intoxication, et l'on ne manquera pas d'objecter qu'une bactérie unique qui pèse tout juste la millionnième partie d'un millième de milligramme, peut causer la maladie et la mort, et que la matière sécrétée par cette seule cellule bactérienne, est certainement incapable de produire le moindre effet. Sans doute, mais il faut tenir compte de la multiplication des microbes. Cette multiplication se fait avec une vitesse qui peut ne pas paraître très grande, mais qui suffit pourtant à augmenter leur nombre, suivant une progression qui devient bientôt vertigineuse. Buchner et Riedlin estiment que le vibrion cholérique met, pour doubler, un temps, qui varie entre 19 et 40 minutes. A ce compte, un seul vibrion pourrait en engendrer un milliard en moins de dix heures. »

Quant à la nature même de ces produits, les recherches de Brieger et de A. Gautier ont permis de les assimiler à ces produits reconnus dans les organismes en décomposition sous le nom de Ptomaïne et de Leucomaïne et qui se rapprochent des alcaloïdes. Toutefois pour les différencier de ces substances du premier groupe, on a proposé de donner aux produits sécrétés par les microbes pathogènes le terme vague de *toxine ou de toxalbumine*. Pour étudier l'action physiologigue de ces substances, on a pris de vieilles cultures du microbe et après avoir supprimé ce microbe, soit par une filtration à travers la porcelaine dégourdie, soit, procédé plus sûr, par une stérilisation obtenue en soumettant les cultures à une température plus ou moins élevée, ou plus ou moins prolongée; on a injecté les liquides, ainsi débarrassés de l'agent vivant, à des animaux.

C'est ainsi que l'on a pu reconnaître un certain nombre de propriétés physiologiques à ses produits. Sans entrer dans les détails, on peut admettre que dans certains cas au moins, les toxines renferment deux groupes de substances différentes, l'un constitué par des matières toxiques, l'autre par des matières vaccinantes, qui isolées peuvent être utilisées dans la lutte contre le microbe même qui les a engendrées.

C'est Salmon et Smith qui au Congrès international de Washington ont les premiers signalé ces substances vaccinantes dans le choléra des poules. Peu de temps après Charrin donnait la démonstration définitive de la vaccination par les produits solubles, en rendant les lapins réfractaires à la maladie du pus bleu par des injections de culture stérilisée du bacille de cette affection.

Comment agit cette substance vaccinante? Ici nous laissons la parole au professeur Bouchard.

« On crut d'abord que ces matières agissaient par contamination, que, déposées dans l'organisme animal, elles y rendaient impossible, par leur présence, la vie du microbe qui les avait fabriquées. Je pense avoir rendu peu vraisemblable cette opinion quand j'ai établi que les matières vaccinantes s'éliminent par les urines.

« Charrin et A. Rüffer ont fait voir qu'il faut quatorze jours pour que leur élimination soit complète; mais après ce temps l'état d'immunité ne persiste pas moins. Quand on vaccine en injectant des cultures stérilisées, l'état réfractaire n'est obtenu que le quatrième jour après l'injection, alors qu'une très grande partie de la matière vaccinante est déjà éliminée; il est nul immédiatement après l'injection quand cette matière est au *maximum* dans le corps de l'animal. L'action des matières vaccinantes qu'on ne constate pas quand elles sont présentes, qu'on constate quand elles sont absentes, n'est donc qu'une action indirecte.

« L'immunité est un effet secondaire de l'action des matières vaccinantes. Qu'elle soit produite par un virus vivant, l'immunité, je l'ai démontré, résulte dans le premier cas, comme dans le second, dans l'état bactéricide des tissus et des humeurs, état qui est provoqué par le passage des subtances vaccinantes à travers l'économie et qui se maintient après leur élimination.

« Or, les humeurs ne sont que ce que les cellules les font. C'est dire que les cellules imprégnées, même passagèrement, par les matières vaccinantes, élaborent et restent capables d'élaborer la matière d'une façon nouvelle; que leur type nutritif est changé définitivement. L'état bactéricide, condition statique de l'immunité acquise, est donc le résultat d'une modification permanente de la nutrition provoquée par le passage de certains produits bactériens à travers l'organisme. Si ce résultat est durable, il se produit tardivement. J'ai établi que l'état bactéricide est nul au moment où on vient d'injecter les produits bactériens dans le sang, qu'il est douteux pendant les vingt-quatre premières heures, nettement accusé au bout de quarante-huit heures, plus évident au bout de soixante-douze heures et de quatre-vingt-seize heures. C'est au bout de ce temps seulement que l'immunité est solidement établie.

« Les matières vaccinantes sécrétées par les microbes pathogènes dans le corps des animaux infectés, comme elles le sont dans les cultures, produisent des effets expérimentalement démontrables seulement au bout de deux jours ; et ces effets ne sont pratiquement utiles que le quatrième jour ; mais ces matières se montrent présentes et agissantes pendant quatorze jours ; quand à l'effet qu'elles ont une fois produit, il persiste d'une façon permanente.

« Les matières vaccinantes ne sont ni toxiques, ni pyrétogènes ; ou du moins elles peuvent vacciner à des doses où elles ne produisent ni effet toxique ni fièvre, ce qui prouve, pour le dire en passant, que l'immunité acquise n'est pas la conséquence d'un état fébrile et qu'elle n'est pas davantage l'accoutumance aux poisons bactériens. »

Par *état bactéricide*, le professeur Bouchard entend non seulement ce qui tue les microbes, mais aussi ce qui ralentit leur croissance ou leur multiplication, entrave leur nutrition, amoindrit leur fonction.

«Le microbe dans l'organisme doit soutenir une lutte incessante contre l'organisme qui résiste à ses attaques, il suffit donc qu'il rencontre un obstacle le mettant en état d'infériorité vis-à-vis de son adversaire pour qu'il puisse être vaincu.

« Dans la lutte contre le microbe l'organisme dispose de deux armes principales, l'une lui est fournie comme nous l'avons vu par le microbe lui-même, c'est la substance vaccinante qui en s'accumulant constitue l'état bactéricide, l'autre lui appartient en propre, c'est le phagocytisme.

« Il existe dans tout être vivant un certain nombre de cellules douées par elles-mêmes de certains mouvements propres, capables par conséquent de déplacement et qui possèdent la propriété d'englober, de dissoudre, de digérer en un mot les microbes. Les globules blancs du sang, les globules de la lymphe ont à un haut degré cette propriété.

« Pour atteindre les microbes, ces globules passent à travers les parois des vaisseaux dans les interstices environnants. Ce phénomène signalé par Cohnheim, sous le nom de diapédèse mais sans qu'il ait pu en soupçonner l'importance, est donc avant tout un procédé de défense.

« Toutes les causes qui empêcheront ou altèreront la diapé-

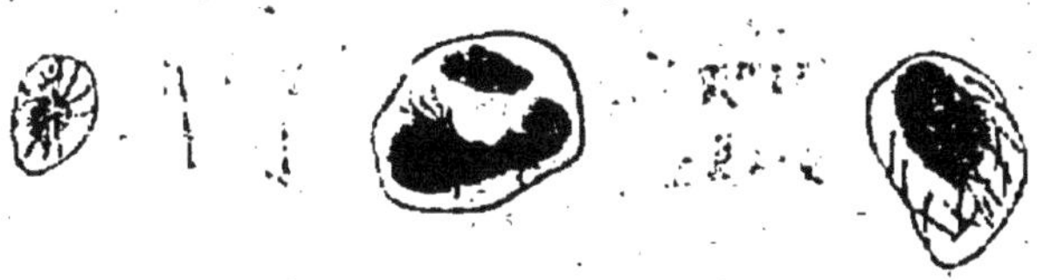

A. — Formes diverses de Phagocytes ayant englobé des bacilles de la tuberculose.

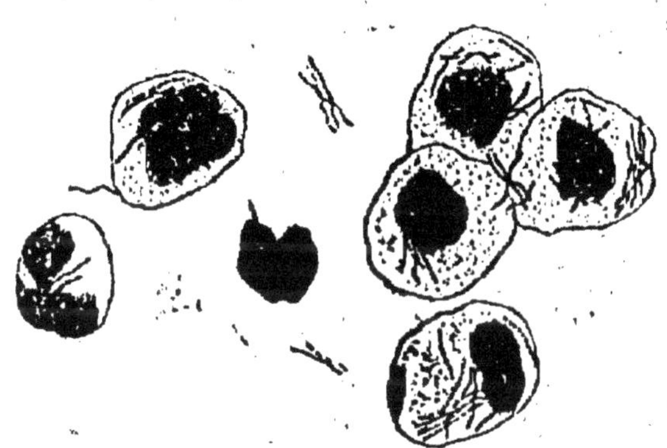

B. — Pneumonie tuberculeuse : Cellules phagocytiques remplies de bacilles.

dèse seront donc utiles au développement du microbe et par contre nuisibles à l'organisme. Et Bouchard insiste encore sur ce fait, que parmi les produits microbiens il en est qui agissant, comme l'ont montré les expériences de Charrin et de Gley, sur les centres nerveux vaso-dilatateurs, s'opposent à la diapédèse et par suite au phagocytisme qui en est la conséquence.

« Les données précédentes permettent d'expliquer l'évolution des maladies infectieuses.

« Nous sommes tous, exposés chaque jour aux bactéridies pathogènes, mais nous échappons le plus souvent à leur influence, soit qu'elles ne puissent pénétrer dans notre organisme, protégé par notre épithélium et nos cellules phagocytaires, soit encore qu'ayant pénétré en nous, elles ne puissent se développer, par suite d'un état bactéricide qui nous rend réfractaires.

« Si cet état n'existe pas, au contraire, si le microbe trouve un terrain de culture favorable, il se multiplie et sécrète. Ces produits de sécrétions déterminent dans l'organisme des troubles et des réactions qui constituent la maladie ; s'il réussit à empêcher ses ennemis les phagocytes de passer dans les tissus par diapédèse, en paralysant le centre vaso-dilatateur, il peut se multiplier plus rapidement et amener la mort.

« Mais si, d'autre part, l'organisme résiste un temps suffisant, les substances vaccinantes, sécrétées par le microbe, se multiplient, l'état bactéricide apparaît :

« Dans les humeurs modifiées, la pullulation se ralentit, le microbe s'atténue. Les poisons vont être livrés au sang en quantité décroissante et les émonctoires vont suffire à leur élimination. Mais surtout le poison qui paralyse le centre vaso-dilatateur arrive ainsi en moindre quantité, la diapédèse, jusque-là entravée, se produit et le phagocytisme, désormais possible, s'accomplit sans obstacle sur les bactéries déjà atténuées et achève leur destruction commencée par l'état bactéricide.

« Dans cette conception de la maladie infectieuse, il y a une première période où les microbes, en paralysant le centre-vaso-dilatateur, font que l'infection et l'intoxication vont graduellement croissantes. Pendant ce temps, ils préparent la seconde période où l'état bactéricide atténue le microbe, diminue ses sécrétions toxiques et l'oblige enfin à laisser s'accomplir le phagocytisme qui termine le drame.

« Dans la maladie infectieuse, les matières bactériennes nuisibles agissent d'emblée, les matières utiles agissent tardivement. Mais l'effet nuisible cesse rapidement, tandis que l'effet utile dure longtemps.

« La guérison est la première manifestation de l'immunité.

Les matières vaccinantes ont rendu possible la guérison en produisant l'état bactéricide, l'effet utile qui dure longtemps. C'est en effet cet état bactéricide qui constitue la vaccination ou l'immunité acquise. Le microbe qui a produit la première maladie, s'il est de nouveau introduit dans les tissus, y trouvera un terrain singulièrement modifié, beaucoup plus défavorable. Son développement y sera plus difficile et peut-être impossible. »

(BOUCHARD.)

Nous pouvons maintenant donner la définition du virus et du vaccin.

Un virus est un microbe pour lequel les humeurs d'un animal envisagées au point de vue de leur composition sont un milieu habitable et qui de plus possède les moyens de lutter, souvent avec avantage, contre les procédés de destruction dont dispose l'organisme animal. Le plus puissant des moyens de défense de ce microbe, c'est la propriété qu'il possède de sécréter des matières qui s'opposent au phagocytisme.

Le vaccin est un virus qui a la propriété de sécréter des matières qui modifient lentement et d'une façon durable la nutrition au point de créer l'état bactéricide, et qu'on amène par des artifices d'éducation à perdre quelques-unes de ses sécrétions nuisibles, en particulier celle qui empêche la diapédèse, tout en gardant ses sécrétions vaccinantes.

Il paraît donc établi que l'immunité est conférée par des produits spéciaux sécrétés par les microbes et c'est dans cette voie que l'on cherche surtout actuellement les méthodes de vaccination. Les premières vaccinations ont été obtenues en se servant du parasite même de la maladie spontanée, soit en atténuant sa virulence par la chaleur. — Charbon maintenu 12 et 24 jours à 42° (Pasteur). L'exposition à l'air pur, — choléra des poules (Pasteur) ; dessication des moelles rabiques (Pasteur), le passage dans d'autres espèces animales (dans le lapin pour le bacille du rouget des porcs), soit en l'introduisant dans l'organisme par la voie des veines, comme l'a fait Arloing pour le charbon systématique. Les observations citées plus haut, de MM. Grancher et Martin et de MM. Richet et Héricourt présentent l'emploie des deux grands modes de vaccination. Dans le premier cas, en effet, il s'agit de cultures simplement atténuées, dans le second, de cultures stérilisées, mais riches en produits de sécrétion. L'atténuation du virus est une découverte absolument française, à laquelle se rattachent les noms de Pasteur, de Toussaint, de Chauveau pour ne citer que les premiers qui aient abordé et résolu cette importante question et longtemps les Allemands ont refusé de reconnaître les résultats obtenus par les savants français. En 1887, cependant, au Congrès de Vienne, l'efficacité des vaccinations charbonneuses a été reconnue au moins en ce qui concerne les animaux de l'espèce bovine, l'assemblée ayant fait quelques réserves pour la vaccination des moutons. Le point essentiel était la reconnaissance de la valeur scientifique de l'œuvre de Pasteur dans une réunion internationale.

Dans ce court aperçu sur les virus et les vaccins nous n'avons pas eu à signaler une seule fois, l'effet annoncé dans la communication de Koch : *sur le tissu malade*; sur le bacille lui-même. L'action élective exercée par la substance employée, sur le tissu malade et sur lui seul, le microbe restant indemne.

Notons, cependant, que Charrin et Gley avaient signalé l'existence de troubles circulatoires (paralysie vaso-dilatatrice) chez les lapins qui avaient reçu de la culture stérilisée du bacille pyocyanique. Or, chez les malades traités par la méthode de Koch, il paraît exister des troubles très accentués dans la vascularisation des régions tuberculeuses. Ces troubles, il est vrai, sont loin de rentrer dans l'ordre des paralysies vaso-dilatatrices, mais on peut admettre que si l'on trouve dans les produits des sécrétions de microbes, des substances qui agissent en paralysant les centres vaso-dilatateurs, il peut en exister d'autres, chaque microbe ayant d'ailleurs ses produits de sécrétion spéciaux, qui agissent en sens inverses.

Resterait à expliquer pourquoi les phénomènes congestifs se localisent uniquement dans les points préalablement modifiés par l'action du bacille tuberculeux.

COMMUNICATION

SUR UN TRAITEMENT DE LA TUBERCULOSE

Par le Professeur KOCH

TRADUIT DE LA *Deutsche medicinische Wochenschrift*

13 novembre 1890.

Dans le rapport que j'ai fait, il y a quelques mois à une des séances générales du dernier Congrès international de médecine tenu à Berlin, j'ai parlé d'un procédé au moyen duquel j'ai pu rendre les animaux de laboratoire réfractaires à l'inoculation des bacilles de la tuberculose et de plus arrêter l'évolution de la maladie chez des animaux déjà inoculés. J'ai recherché chez l'homme, si ce procédé ne lui serait pas applicable, et je viens aujourd'hui vous donner le résultat de mes recherches.

Je comptais terminer mes expériences et apporter à mes travaux un complément de nouvelles recherches sur l'emploi de ce traitement dans la pratique ; j'aurais aussi désiré obtenir des statistiques plus considérables avant de rien publier ; mais à l'heure actuelle et malgré toutes mes précautions, mes procédés ont reçu une telle publicité que je crois devoir indiquer aux médecins la direction de mes recherches. Néanmoins, je dois encore garder secrets quelques-uns des points importants de ce travail. Les expériences ont été poursuivies sous ma direction par MM. Libbertz et Pfuhl sur des malades appartenant à MM. Brieger, Lévy, Fraentzel, et Bergmann.

J'adresse mes remerciements à tous ces messieurs, ainsi qu'à leurs assistants et je leur suis reconnaissant du concours dévoué qu'ils ont bien voulu me prêter. Faute d'eux et de leur empressement à m'aider dans mes recherches, il m'aurait été bien difficile de pousser aussi loin et aussi rapidement des travaux de cette importance.

Mon travail n'étant pas terminé, et moi-même n'étant pas encore complètement fixé sur le mode de préparation en grand du médicament, je ne puis indiquer son origine ni sa préparation : je me propose de publier ces renseignements ultérieurement.

TECHNIQUE OPÉRATOIRE

Le médicament consiste en un liquide clair, brunâtre qui se conserve facilement. Pour l'employer il faut le diluer ; mais une fois dilué dans de l'eau distillée il se décompose car il s'y développe rapidement des bactéries. Pour obvier à cet inconvénient il faut stériliser par la chaleur le liquide dilué et le conserver dans un flacon bouché à la ouate ou, ce qui est plus commode, le diluer dans une solution d'acide phénique à 0,5 pour 100. Quand on a chauffé plusieurs fois le liquide ou quand on s'est servi d'acide phénique pour le conserver, l'action du médicament s'amoindrit au bout d'un certain temps, surtout quand les solutions sont très étendues. Aussi me semble-t-il préférable de se servir de solutions fraîchement préparées.

Pris par l'estomac, le médicament n'agit pas ; pour obtenir un effet précis il faut l'employer en injections sous-cutanées. Pour cela nous nous sommes servis d'une petite seringue à ballon de caoutchouc et sans piston (cette seringue est celle que j'ai fait construire pour mes travaux bactériologiques). Elle se désinfecte facilement par des lavages à l'alcool absolu et grâce à ce mode de procéder nous avons pu faire plus de mille injections sans observer d'abcès.

Après avoir essayé plusieurs régions, nous avons choisi comme lieu d'application la peau du dos, entre les omoplates et la région lombaire, parce que les injections en ces points déterminent une réaction locale très faible et presque indolore.

Quant à l'action du médicament sur l'homme, j'ai remarqué dès le début de mes expériences que l'homme réagit d'une manière beaucoup plus sensible que le cobaye. C'est vous dire que l'on ne doit jamais conclure de ce qui se passera sur l'homme en s'appuyant sur les résultats obtenus chez l'animal.

L'homme se montre, comme je viens de le dire, extraordinairement plus sensible aux effets de ce médicament et pour vous en donner une preuve je vous dirai que le cobaye peut recevoir une injection sous-cutanée de 2 centimètres cubes et même plus du liquide non dilué, sans présenter de symptômes appréciables.

Au contraire, chez un homme sain une injection de 0,25 centigr. produit une réaction intense. En tenant compte de la différence de poids, la dose qui agit énergiquement chez l'homme est la 1500e partie de celle que peut supporter le cochon d'Inde, moi-même j'ai éprouvé les symptômes que produit cette injection et je me suis fait au bras celle de 0,25 centigr. Voici en peu de mots ce que j'ai ressenti : Trois ou quatre heures après l'injection, surviennent des tiraillements dans les membres, lassitude, dyspnée, envie de tousser. Au bout de cinq heures j'ai eu un grand frisson, très violent qui a duré près d'une heure ; en même temps, nausées, vomissements et élévation de température jusqu'à 39° 6. Au bout de 12 heures environ tous ces accidents s'atténuèrent ; la température tomba et redevint normale le lendemain. La lourdeur des membres et la lassitude persistèrent quelques jours encore, et le point d'inoculation resta un peu douloureux et rouge pendant le même temps.

La dose au-dessous de laquelle le médicament n'agit plus sur l'homme sain, est d'environ un centième de centimètre cube, c'est la quantité contenue dans une seringue de Pravaz de la capacité d'un gramme et remplie d'une solution au centième.

A cette dose, on voit quelquefois les sujets éprouver de légères douleurs dans les membres et une lassitude peu durable. Chez quelques-uns on peut même observer une élévation de température allant à 38° et même un peu plus haut.

Quoique l'homme supporte proportionnellement à son poids des doses plus faibles que le cobaye, les effets produits chez l'un et chez l'autre ont entre eux une certaine similitude, le plus remarquable, c'est l'action spécifique du remède contre le processus tuberculeux.

Pour l'instant, je ne veux pas insister sur les effets produits chez les cobayes, je veux seulement vous indiquer les résultats très remarquables, provoqués chez l'homme tuberculeux.

∴

Nous avons dit que l'homme sain ne réagit pas ou très faiblement à la dose d'un centième de centimètre cube.

Un malade quelconque, s'il n'est tuberculeux, n'éprouve rien de plus que l'homme sain. Mais chez un tuberculeux, si on injecte une dose d'un centième de centimètre cube, il se produit une vive réaction, à la fois générale et locale.

Chez l'enfant on ne doit pas dépasser un millième, et même chez ceux de faible constitution, cinq dixmillièmes déterminent une puissante réaction.

La réaction générale débute par un accès de fièvre avec frisson. La température s'élève à 39°, atteint quelquefois 40° et 41°. En même temps apparaissent des douleurs musculaires, des efforts de toux, une grande lassitude, souvent même des nausées et des vomissements. Parfois il se produit une légère teinte ictérique et quelquefois un exanthème rubéoliforme à la poitrine et au cou. L'accès de fièvre commence en général 4 ou 5 heures après l'injection et dure de 12 à 15 heures. Il est exceptionnel qu'il débute plus tard et dans ce cas l'accès perd de son intensité. Les malades semblent supporter assez facilement cet accès et dès qu'il est passé ils se sentent ordinairement mieux qu'avant son apparition.

ACTION DANS LE CAS DE LUPUS

Pour ce qui est de la réaction locale elle est plus apparente chez les malades qui ont une tuberculose extérieure, accessible aux yeux, particulièrement chez les sujets affectés de Lupus. On voit alors se produire des phénomènes qui démontrent en toute évidence l'action spécifique anti-tuberculeuse de ce remède.

Quelques heures après l'injection faite dans le dos, c'est-à-dire en un point éloigné du siège de la lésion (généralement la face), les parties malades commencent à gonfler et à rougir et augmentent ainsi les processus thermiques. Les foyers lupiques présentent une teinte rouge brun et autour d'eux se forme une auréole blanche, large d'environ un centimètre, entourée elle-même d'une zône d'un rouge vif. Quand la fièvre est tombée, le gonflement de ces régions diminue progressivement et disparaît au bout de deux ou trois jours. Les foyers se recouvrent de croûtes de sérum desséché au contact de l'air; ces croûtes se transforment en escharres épaisses qui se détachent au bout de deux à trois semaines laissant à nu, même après une seule injection, une cicatrice rosée. Généralement, il faut faire plus tard de nouvelles injections pour amener la guérison complète d'un lupus. Ce qui est remarquable, c'est que ces phénomènes sont exactement limités aux régions lupiques. Les plus petits tubercules de ce lupus, cachés dans une cicatrice deviennent apparents par leur gonflement, tandis que les cicatrices qui ne contiennent plus de tubercules ne subissent aucun changement.

L'observation d'un sujet atteint de lupus traité par mon procédé est tellement convaincante et démontre si clairement son action spécifique que je conseille à tout médecin qui désirera l'essayer de commencer par le traitement d'un lupus tuberculeux.

Les phénomènes réactionnels sont moins frappants dans les cas de tuberculose ganglionnaire, osseuse ou articulaire.

Dans ces cas, on voit un gonflement et une rougeur au niveau de la peau en même temps le tissu malade devient le siège d'une douleur assez marquée.

Pour les organes internes, tels que le poumon, par exemple, la réaction ne peut être constatée à la vue. On peut néanmoins accepter comme preuve d'une réaction locale l'exagération de la toux et de l'expectoration des phtisiques que l'on constate après la première injection. On peut admettre qu'il se produit dans leurs poumons, la même série de phénomènes que l'on a pu observer dans le lupus.

EMPLOYÉ COMME INSTRUMENT DE DIAGNOSTIC

Ces phénomènes réactionnels se sont toujours manifestés sans exception chez tous les sujets qui présentaient un processus tuberculeux en un point quelconque du corps : Aussi je crois pouvoir dire qu'à l'avenir mes injections constitueront un moyen précieux et indispensable de diagnostic. Au moyen de ce liquide, on pourra diagnostiquer la tuberculose au début à un moment où ni la recherche des bacilles ou des fibres élastiques, ni l'examen physique des malades ne sauraient fournir un renseignement de valeur.

Dans les cas de tuberculose pulmonaire ou osseuse qui paraîtront guéris, on pourra s'assurer par l'injection si le processus pathologique est bien réellement arrêté ou s'il ne subsiste pas quelque foyer latent qui pourrait rallumer la maladie — mais l'action curatrice du médicament est bien plus importante que sa valeur diagnostique.

J'ai dit plus haut que le tissu lupique, sous l'influence de l'injection et après la diminution de la tuméfaction et de la rougeur, ne reprenait pas son aspect primitif : il est en effet plus ou moins détruit et disparaît. Sur certains points on voit, à la suite d'une injection suffisante, le tissu morbide se mortifier et s'éliminer comme une escharre. Autre part on observe plutôt une sorte de résorption et d'atrophie du tissu qui, pour être complète et assurer un véritable succès, nécessite de nouvelles injections.

MODE D'ACTION

Je n'ai pas eu d'occasion de faire l'examen histologique pour dire comment s'effectue ce processus. Cependant il est certain que mon médicament ne tue pas les bacilles contenus dans les tubercules, mais que c'est le tissu malade qui est atteint. La tuméfaction et la rougeur indiquent qu'il s'y produit des troubles considérables de la circulation et des modifications profondes de la nutrition qui entraînent à leur suite la mortification du tissu d'une façon plus ou moins rapide, suivant la méthode d'application du traitement. Le médicament ne tue donc pas le bacille, mais le tissu tuberculeux; il n'agit que sur le tissu dans lequel se passe un processus tuberculeux actuel et il est sans action sur les résidus nécrosiques, tels que les masses caséeuses et séquestres osseux; il n'agit plus sur les tissus qu'il a déjà mortifiés. Il se peut qu'il y ait encore dans ces masses mortifiées par le traitement, des bacilles vivants qui sont expulsés avec les tissus éliminés ou pénètrent dans les tissus voisins. Ce mode d'action du remède est important à connaître pour en retirer tous ses effets curateurs. Le tissu tuberculeux étant nécrosé il faut tâcher de l'éliminer avec la plus grande rapidité, même par des moyens chirurgicaux. Quand on sera obligé d'attendre une élimination spontanée, forcément assez lente, il faudra renouveler les injections pour garantir les tissus vivants contre l'invasion des bacilles.

Par suite de cette mortification, portant exclusivement sur le tissu vivant, nous pouvons nous expliquer qu'il soit possible d'injecter le remède à des doses rapidement croissantes. On peut en effet, en trois semaines arriver à injecter une dose 500 fois plus grande que la dose initiale et on ne peut dans ce cas invoquer l'accoutumance du malade à l'égard du remède, étant donné qu'aucun médicament ne produit une tolérance aussi rapide — j'explique ce fait d'observation en disant, qu'au début le tissu tuberculeux vivant est considérable et qu'une faible dose de substance active suffit à produire une réaction énergique — à la suite de chaque injection, une certaine partie du tissu capable de réagir se mortifie et il faut augmenter les doses pour obtenir une réaction aussi vive — néanmoins j'admets qu'il puisse se produire une certaine accoutumance. — Quand un tuberculeux traité avec des doses croissantes ne réagit pas plus qu'un individu sain, on doit en conclure que tout le tissu tuberculeux capable de réaction est nécrosé; mais pour éliminer tous les bacilles, il faut faire de nouvelles injections à doses lentement croissantes et continuer le traitement avec des intermittences. L'avenir nous apprendra si cette interprétation et les conséquences qui en découlent sont exactes. Elles m'ont provisoirement servi pour mes expériences dans lesquelles j'ai procédé de la façon suivante.

⁂

Chez tous les malades atteints de lupus du visage, nous avons injecté une dose de 1 centième de centimètre cube, nous avons laissé passer la réaction et au bout de 1 à 2 semaines nous avons de nouveau injecté la même quantité et ainsi de suite jusqu'à ce que la réaction soit devenue nulle. Chez deux malades atteints de lupus de la face, les régions lupiques se sont couvertes de cicatrices régulières après 3 ou 4 injections; l'état des autres malades s'est amélioré au fur et à mesure de la durée du traitement. Tous ces malades étaient atteints de cette affection depuis plusieurs années et avaient été soumis à des traitements très variés, sans résultat. Les tuberculoses osseuses, ganglionnaires et articulaires ont été traitées de la même façon et de fortes doses ont été aussi employées suivant une méthode progressive. Le résultat a été le même que dans le lupus; amélioration rapide dans les cas récents, lente dans les cas graves.

LES TUBERCULOSES PULMONAIRES

Les conditions sont tout autres chez la plupart des tuberculeux. Les malades atteints de tuberculose pulmonaire prononcée sont notablement plus susceptibles à l'égard du médicament que ceux atteints d'affections tuberculeuses chirurgicales. — Après avoir tout d'abord employé chez les phtisiques une dose d'un centième de centimètre cube, nous avons dû rapidement recourir à une dose moindre; nous avons reconnu qu'ils réagissaient énergiquement après l'injection de deux et même d'un millième de centimètre cube; mais on peut, en partant de cette dose, l'augmenter plus ou moins rapidement pour atteindre le chiffre que supportent les autres malades, généralement nous avons injecté aux phtisiques pour la première fois une dose d'un millième de centimètre cube; lorsqu'il se produisait une élévation de température nous répétions chaque jour la même injection jusqu'à ce qu'il ne se produisît plus aucune réaction, puis nous montions à deux millièmes de centimètre cube jusqu'à ce que cette quantité fût supportée et ainsi de suite jusqu'à ce que nous ayons atteint la dose d'un centième de centimètre cube — ce procédé est surtout indiqué chez les malades dont les forces sont épuisées.

Lorsqu'on procède de la sorte on peut arriver à faire supporter des hautes doses sans élévation de température; quelques phtisiques plus vigoureux ont été traités, soit par de fortes doses d'emblée, soit par des doses rapidement croissantes, et j'ai cru observer que le résultat était alors plus vite obtenu. En général, voici comment se manifeste l'action du médicament chez les phtisiques. Habituellement, la toux et l'expectoration s'exagèrent au début; puis ces symptômes s'atténuent graduellement pour disparaître enfin complètement dans les cas favorables; l'expectoration perd aussi son caractère purulent pour devenir muqueuse. Tous nos malades avaient des bacilles dans les crachats. Généralement, le nombre des bacilles commençait à décroître dès que l'expectoration avait pris un aspect muqueux; ils disparaissaient parfois totalement ou bien se reproduisaient de temps à autre jusqu'à la cessation complète de l'expectoration. En même temps les sueurs nocturnes disparaissaient, l'aspect extérieur des malades s'améliorait et ils augmentaient de poids.

Les malades, traités au début de la phtisie, ont vu leurs symptômes morbides disparaître dans l'espace de 4 à 6 semaines en moyenne, ce qui faisait croire qu'ils étaient complètement guéris. Seuls les phtisiques, porteurs de grandes et nombreuses cavernes tout en présentant une diminution de l'expectoration et un bien aise général n'ont eu aucune amélioration objective. De ces expériences, je suis disposé à conclure que l'on guérit d'une manière certaine la phtisie commençante à l'aide de ce médicament.

Il faut toutefois remarquer que les expériences dont je viens de vous parler n'ont pas démontré que la récidive fût impossible; mais on peut admettre qu'elle serait aussi facilement et aussi rapidement guérie que la première atteinte. Il se pourrait, d'autre part, que l'immunité fût durable, comme cela a lieu dans d'autres maladies infectieuses.

IMPUISSANCE A LA PÉRIODE AVANCÉE

Mais les phtisiques porteurs de grandes cavernes, chez lesquels il existe des complications résultant par exemple de la pénétration d'autres microbes ou micro-organismes dans les cavernes ou des lésions incurables d'autres organes, ne retireront qu'exceptionnellement un bénéfice durable de l'emploi de cette médication. Cependant dans la plupart des cas, ces malades sont améliorés. Il faut en conclure que chez eux aussi la tuberculose a été influencée par le remède, mais qu'il manque, par suite des processus de suppuration secondaire, la possibilité d'éliminer les tissus nécrosés. On en est amené à se demander si l'on ne serait pas utile à ces malades, en combinant le nouveau traitement et une intervention chirurgicale, l'empyème par exemple. Avant tout je veux dissuader de traiter tous les tuberculeux sans distinction, et j'engage les médecins à se réserver sur l'application de ce nouveau traitement.

NÉCESSITÉ D'UNE INTERVENTION RAPIDE

Le traitement sera fait tel que je le préconise dans les cas de phtisie commençante et dans les affections chirurgicales simples. Mais dans les autres formes de tuberculose, l'art médical conservera toute son importance, les malades devront être l'objet d'une étude attentive et toute individuelle et tous les autres moyens thérapeutiques auront leur utilité pour aider à la nouvelle médication.

Bien souvent il m'a semblé que la façon dont les soins étaient donnés aux malades avait une grande influence sur l'action curative du traitement. C'est pourquoi je préférerais voir appliquer la médication dans des établissements spéciaux où les malades seraient attentivement observés et où ils recevraient des soins plus assidus que dans leur domicile. On ne saurait dire, dès à présent dans quelle mesure les procédés de traitement reconnus utiles jusqu'à ce jour tels que les climats d'altitude, le grand air, la suralimentation peuvent être combinés avec le nouveau traitement; mais je suis convaincu que dans les cas négligés et graves ou bien dans le cas de convalescence, ces facteurs constitueront un utile adjuvant du traitement nouveau. Pour ce qui concerne la tuberculose de l'encéphale, du larynx et la tuberculose aiguë nous avons eu trop peu d'observations pour avoir à leur sujet une expérience suffisante. Le point essentiel de la nouvelle thérapeutique réside, comme je l'ai déjà dit, dans son application aussi précoce que possible. C'est la période de début qu'il faut viser à tout prix, car c'est contre elle que le traitement possède l'action la plus complète. On ne saurait donc trop insister sur ce point que les médecins devront désormais faire le diagnostic de la phtisie aussitôt que possible. Jusqu'ici la recherche des bacilles dans les crachats était fréquemment négligée parce qu'elle ne servait qu'à confirmer le diagnostic et ne présentait pas d'autre intérêt. Actuellement un médecin qui négligerait d'établir à l'aide de tous les moyens dont il dispose et particulièrement à l'aide de l'examen des crachats, un diagnostic précis, commettrait une grande négligeance vis-à-vis de son malade.

En effet, le traitement spécifique doit être institué aussitôt que possible. Dans les cas douteux, le médecin, doit, à l'aide d'une injection d'essai, se rendre compte d'une façon certaine, de l'absence ou de la présence de la tuberculose.

La nouvelle méthode de traitement ne sera un véritable bienfait pour l'humanité que lorsqu'on sera arrivé à traiter dès le début tous les cas de tuberculose ; c'est ainsi que l'on mettra obstacle au développement de formes négligées et graves qui ont jusqu'ici fourni une source intarissable de contagion et d'inépuisable infection.

En terminant, je ferai remarquer que je me suis abstenu à dessein de citer des chiffres et de donner communication de cas particuliers. Les médecins auxquels appartiennent les malades soumis à nos recherches se sont chargés de décrire eux-mêmes ces cas et d'en publier l'observation aussi exacte que possible.

SOCIÉTÉ LIBRE DES CHIRURGIENS

Réunion extraordinaire du 16 novembre 1890

PRÉSENTATION DE MALADES TRAITÉS PAR LE REMÈDE DU DOCTEUR KOCH

M. Bergmann présente devant une assistance nombreuse un certain nombre de malades atteints d'affections tuberculeuses qui relèvent du domaine de la chirurgie et qui ont subi les injections de la liqueur Koch.

On peut diviser en quatre groupes les sujets présentés : — Lupus, Scrofulo-tuberculose ganglionnaire, Tuberculoses osseuse et articulaire, phtisie laryngée.

Le Docteur Bergmann présente tout d'abord les malades traités pour du lupus, car d'après Koch, ce sont les plus instructifs pour étudier l'action du remède. — On voit cinq malades auxquels on a fait le matin même entre 9 heures et 9 h. 1/2 la première injection avec 1 centimètre cube d'une solution à 1 pour 100, ce qui représente un centigramme de substance active.

Le premier est un homme de 58 ans, malade depuis 20 ans.

L'action du remède, comme on peut le voir est double : d'abord générale, production de fièvre et il n'existe pas d'autre agent capable de produire cet effet, ensuite action locale sur les parties malades.

La fièvre a paru 5 heures après l'injection et a été comme toujours accompagnée de frisson; la température s'est élevée de 36°2 (soir vers 8 heures et demie à 38°6). Les parties lupiques sur la face et sur le nez sont le siège d'une fluxion et d'une rougeur intenses. On pourrait comparer cette action locale à celle qui suit l'inoculation de l'érysipèle sur un lupus. Le deuxième malade est un enfant de 14 ans; lupus récent et par suite réaction plus violente. La température s'est élevée de 36°6 à 41°, somnolence, frisson violent, vomissements, réaction locale.

Jeune fille de 20 ans. Lupus superficiel développé sur les lèvres et aux oreilles. T. 36°4 — 41°2. Frissons, forte réaction locale. Il résultait du traitement antérieur une cicatrice blanche qui a rougi sous l'influence de l'injection, ce qui prouve qu'elle n'était pas indemne.

Femme de 30 ans avec un lupus superficiel étendu au cou à l'avant bras droit et au genou gauche. T. 36°7 — 40°4. Réaction locale comme précédemment.

Femme de 26 ans envoyée de Londres et atteinte d'une forme multiple du lupus; le palais était particulièrement affecté T. 36°7 — 40°2, gonflement violent du palais.

Ces cas doivent montrer l'action immédiate du remède; on présente ensuite une série de malades sur lesquels le traitement va être commencé. Pour que l'on puisse constater les progrès du traitement, les assistants les présenteront à la clinique tous les matins de 10 heures à midi. Les injections sont faites à la région dorsale par le Docteur Pfuhl sur 5 malades atteints de lupus. La dose comporte en général un centigramme du remède, chez un enfant faible rien que 4 milligrammes.

Trois autres malades sont encore présentés, qui sont depuis quelque temps en traitement.

1° Jeune homme de 20 ans atteint de lupus depuis 4 ans. La première injection faite, le 6 de ce mois a été suivie d'une élévation de température de 40°. Les 8, 10, 12, 14, injections nouvelles ont amené des réactions locales toujours plus faibles. Les signes de régression sont de plus en plus manifestes; on sent à peine les noyaux de lupus, la peau commence à se former.

2° Affection lupique du palais et du rebord alvéolaire, actuellement petit ulcère. Réaction très légère après une dose double; l'injection n'est pas renouvelée comme le recommande Koch en pareil cas et on attend les effets de la première injection.

3° Enfant de 8 ans avec lupus de la face. Injection le 6 novembre; n'est pas renouvelée car la réaction avait été trop forte. Déjà maintenant il existe une cicatrice lisse en plusieurs points et surtout aux paupières supérieures. La réaction s'était ici produite au genou où on n'avait jusqu'alors rien trouvé de pathologique.

Les expériences de contrôle faites sur des sujets bien portants sont d'une très grande importance au point de vue du diagnostic différentiel. C'est ainsi qu'un malade présenté était porteur à la partie interne de la joue d'une tumeur sur la nature de laquelle on hésitait. Etais-ce un carcinome, un lupus, ou une gomme? On lui a fait une injection à la la dose normale. Celle-ci n'a provoqué ni élévation de température, ni réaction locale. Il fallait donc conclure au diagnostic de cancer.

Viennent ensuite quelques cas de tuberculose des ganglions. Plusieurs injections ont été faites et les paquets ganglionnaires ont quelque peu diminué.

Enfin le docteur Bergmann présente 16 malades atteints de tuberculose osseuse et articulaire (coxalgies, arthrites du genou, du poignet). Ils ont tous présenté de l'amélioration: chez l'un d'eux, enfant de 6 ans, atteint d'une coxalgie tuberculeuse grave et de bronchite spécifique, survint une réaction très vive avec collapsus intense; le gonflement du genou a diminué après chaque injection.

Dans la tuberculose laryngée, la méthode a également présenté de grands avantages, mais ces malades sont depuis trop peu de temps en traitement pour qu'on puisse conclure d'une façon définitive. Ici aussi le diagnostic différentiel, entre le carcinome et la phtisie laryngée à pu être établi grâce à l'injection. Le dernier des malades ne présentant pas de réaction; le diagnostic de carcinome s'imposait.

En résumé, tous les cas traités ont été améliorés et permettent d'espérer une guérison complète. Cependant cette action ne suprime pas l'œuvre du chirurgien et le professeur Bergmann termine en disant qu'il reste encore à montrer comment l'intervention chirurgicale pourra seconder la médication du docteur Koch.

M. Lévy a donné dans la même séance une observation très détaillée d'un malade atteint de Lupus et que nous croyons devoir reproduire in extenso, d'après le *Bulletin médical.*

T. 23 ans, présentait au bras gauche une fistule datant depuis 3 ans, sur les bords de laquelle s'était développé un lupus qui avait gagné tout le bras gauche et s'était étendu jusqu'au cou, menaçant la face.

La malade, à son entrée, avait le coude gauche fortement tuméfié, au pli du coude la peau était encore normale; en outre, les parties antérieurement atteintes étaient couvertes de cicatrices caractéristiques, dont les bords serpigineux étaient limités par une zone brunâtre. Dans cette zone, on reconnaissait distinctement, des petits nodules caractéristiques,en partie couverts d'un épithélium en voie de desquammation. Sur l'avant-bras gauche, la main gauche et la joue droite, on distinguait des bosselures dont l'étendue variait entre celle d'une pièce de 50 centimes et celle d'une pièce de 2 francs, qui étaient couvertes de croûtes épaisses. Température normale. Le 8 octobre, injection d'un dixième d'un centimètre cube du remède de Koch sous la peau du dos. Au bout de quelques heures, la malade fut prise de frisson, la température s'éleva rapidement jusqu'à 5 heures où elle était de 40°,6. Le soir, la malade avait perdu connaissance et elle ne revint à elle que le 10 octobre, à midi, moment où la température commença à baisser.

En même temps qu'éclatait la fièvre, les parties atteintes rougissaient et se tuméfiaient. C'est le 9 octobre au matin que le processus pathologique, dont les différentes phases se déroulèrent devant nous, était à son maximum. La tuméfaction du bras avait augmenté considérablement; sur le dos de la main la peau était œdématiées.Partout où il n'y avait pas de nodules lupeux, la peau n'avait subi que de légères modifications; mais, où ces nodules existaient, ils faisaient saillies au-dessus du niveau de la peau et étaient entourés d'une zone rouge-foncé large de deux travers de doigt. Cette zone rouge-foncé indiquait en quelques points qu'il persistait du tissu tuberculeux vivant. L'altération qu'avaient subie les bosselures de l'avant bras et de la main était beaucoup moins considérables encore. Ces bosselures était tuméfiées et d'un bleu-foncé.

Une incision faite sur le dos de la main permit de voir que le tissu lupeux néoplasique traversait toute l'épaisseur de la peau et qu'il avait l'aspect du sang coagulé sec. Le bras fut placé dans une attelle de Volkmann. Les zones rouges autour des parties lupeuses tuméfiées ainsi que la tuméfaction du bras diminuèrent ensuite rapidement. Les bords serpigineux avaient l'air d'être desséchés; ils se trouvaient en partie au-dessous du niveau de la peau environnante et se recouvraient plus fortement de squasmes. Les croûtes du bras, de la main et de la face se séchèrent vite, et bientôt elles ressemblèrent à des escharras produites par le fer chaud. Lorsqu'après leur chute, qui eût lieu au bout de huit jours environ, ces escharres se détachèrent, on vit apparaître, à la place de quesques-unes d'entre elles, la peau déjà solidement cicatriséel sous d'autres il y avait de vives granulations qui ne tardèrent pas à se transformer en tissu cicatriciel. La température resta normale.

Nous espérions avoir guéri la malade par cette seule injection, mais nous fûmes bientôt détrompés.

Nous nous décidâmes à faire une nouvelle injection, qui fut pratiquée le 27 octobre matin; à dix heures un dixième de cent. cube de liquide fut de nouveau injecté sous la peau du dos. Quoique les symptôme, consécutifs à l'injection, aient encore été violents, ils furent loin d'atteindre l'intensité qu'ils avaient présentée lors de la première expérience. La température s'éleva au bout de quelques heures avec des frissons jusqu'au dessus de 40°, et de nouveau la malade perdit connaissance. Le tissu lupeux se gonfla et nous observâmes encore de larges zones rouges autour des foyers lupeux. Nous pensions qu'au niveau des régions cicatrisées tous les tissus malades nécrosés s'étaient détachés; cependant ces cicatrices se tuméfièrent, mais il n'y eut pas cette fois de névrose, seulement une desquammation très abondante de l'épiderme.

Le 5 novembre, je fis encore une injection de un dixième de cent. cube sous la peau dorsale. La température monta le soir à 41° et atteignit 40°5, mais les cicatrices ne se tuméfiaient plus aussi violemment et le malade ne perdit plus connaissance.

Nous répéterons maintenant les injections à intervalles plus courts ; nous allons les faire tous les deux jours, et dès que la patiente ne réagira plus aussi fortement à l'injection de un dixième de cent. cube, nous augmenterons la dose toujours de un dixième de cent. cube jusqu'à ce que nous arrivions à 1 c. c. ; nous continuerons les injections avec cette dose, jusqu'à ce que la malade ne soit plus prise d'accès de fièvre à la suite de l'injection.

II. — R..., trente-quatre ans, est atteinte depuis 18 ans d'un lupus à la main gauche et à l'épaule.

Le 15 octobre, injection de 0 cc. 1 sous la peau dorsale; température le soir: 40° 1 ; rougeur et tuméfaction de tubercules et des parties voisines. Pas de perte de connaissance. Le lendemain, température normale, mais grande lassitude. Cicatrisation des parties lupeuses comme dans le cas précédent. Seconde injection le 1er novembre (0 cc 5) : température le soir 40°. Troisième injection le 8 novembre (6 cc. 10); température le soir, 39°7. Après les deux dernières injections, la réaction locale est manifeste, mais bien petite. Les injections seront continuées à doses croissantes, jusqu'à ce qu'il n'y ait plus réaction locale ou générale.

III. — D..., soixante-et-un ans, est atteinte depuis huit ans de lupus tuberculeux au nez et aux deux joues. Les deux ailes nasales sont détruites. Au niveau des parties affectées, on constate des groupes de petits nodules plats. La température est normale. Le 25 octobre, injection (0 cc. 1.) Rougeur et tuméfaction des régions malades. Élévation de la température jusqu'à 39°5. L'état général reste bon.

27 octobre, injection de 0 cc. 1, température 30°5. 29 octobre, injection de 0 cc. 2, température 38°4, 31 octobre, injection de 0 cc. 4, température 39°4, 3 novembre injection injection de 0 cc. 5, température 39°6. 8 novembre, injection de 0 cc. 6, température 38°6. 10 novembre, injection de 0 cc. 7. température 38°0.

La réaction locale alla en diminuant, malgré l'augmentation des doses et elle était à peine encore appréciable lors de la dernière injection. Il y a encore quelques points, au niveau desquelles les croûtes sèches ne se sont pas encore détachées, mais elles commencent à le faire; quelques autres tubercules de la grosseur d'un grain de millet et d'une couleur brun-rouge se sont déprimés et sont couverts d'épiderme sec.

RAPPORT DES DOCTEURS OSKAR, FRŒNTZEL ET RUNKWITZ.

Le 13 septembre dernier sur l'invitation du professeur Kock, les premières recherches systématiques sur l'application à l'homme vivant de la médication de Kock ont été pratiquées tout d'abord par M. Pfuhl et ensuite par nous mêmes. Mais jusqu'à la fin de ce travail, M. Pfuhl nous as activement aidés de ses conseils et de son assistance à tous les points de vue et nous lui en exprimons ici toute notre reconnaissance. Nos recherches ont porté, pour la plupart des cas, sur des phtisiques. Mais pour assurer le contrôle, la médication a été aussi appliquée à des sujets dont les poumons étaient absolument sains.

Nous voulons exposer le résultat de nos dernières expériences faites sur divers sujets.

Le médicament injecté à petite dose n'a donné lieu à aucune réaction. Par contre après des doses plus fortes, la réaction s'est caractérisée par une élévation assez haute de température, jusqu'à 39°, les malades ont éprouvé des frissons, des douleurs dans les membres, et une sensation de fatigue. Dans un cas, cependant, on a pu observer une réaction à la suite de doses faibles; c'était un jeune homme de 18 ans, à antécédents héréditaires assez mal développé et présentant une légère déviation de la colonne vertébrale et de la sensibilité à la pression au niveau des vertèbres cervicales:

Bien que des examens répétés n'aient pas permis de constater des bacilles, on peut supposer que dans ce cas il s'agissait d'une tuberculose latente d'autant plus que le malade accusait souvent des sueurs nocturnes et que trois jours après la dernière injection il présenta un gonflement des deux articulations des genoux. La médication a dans ce cas une action spécifique comparable à celle qu'a parfois le quinine dans l'impaludisme.

Les autres observations se rapportent exclusivement à des phtisiques atteints de tuberculose pulmonaire à un degré plus ou moins avancé.

Dans tous les cas on a constaté des bacilles tuberculeux.

PREMIÈRE SÉRIE

Résultats obtenus dans les cas de tuberculose pulmonaire avancée.

Les recherches ont porté sur quatre sujets.

1° C..., menuisier, 48 ans, présentant des antécédents héréditaires, est atteint de lésions avancées des deux poumons, avec augmentation de volume du foi et lésions rénales (néphrite chronique).

2° S... 29 ans, présente aussi des antécédents héréditaires des lésions avancées des deux poumons; à gauche signes physiques de cavernes; fièvre hectique; laryngite tuberculeuse.

3° B..., sommelier, 29 ans, antécédents héréditaires, tuberculose avancée des deux poumons; fièvre hectique.

4° K... vitrier, 40 ans, sans antécédents héréditaires, présente des lésions avancées des deux poumons, des lésions tuberculeuses du métacarpe à gauche, du métatarpe à droite. Le pus de la périostite tuberculeuse contient des bacilles.

Dans tous ces cas, les injections du médicament de Koch, n'ont pas arrêté le progrès de la maladie; cependant trois de ces cas ont réagi par une élévation de la température. Dans deux cas, à l'autopsie, on n'a constaté dans les poumons aucune tendance à la guérison (tissus fibreux rétractile), comme on pouvait du reste le prévoir d'après la marche rapide. Cependant, dans les cavernes il y avait une grande quantité de matière caséeuse.

Huit cas de tuberculose pulmonaire moins avancée.

1. — B..., serrurier, vingt-et-un ans, de famille saine. En 1889, tuméfaction et suppuration des ganglions cervicaux. Depuis la fin de mai, toux avec expectoration; du 30 septembre au 8 octobre, sang dans les crachats.

Avant le traitement : Homme de haute taille, médiocrement développé, à thorax non bombé. Matité en avant et à droite jusqu'au niveau de la deuxième côte; en arrière, matité dans la fosse sus-épineuse droite; nombreux râles dans le poumon droit. Les crachats abondants, sanguinolents, contiennent des bacilles tuberculeux (leur nombre correspond au nº 6 du tableau de Gaffky, suivant la méthode duquel la numération a été faite). Le poumon gauche est sain.

Après le traitement : Après 35 jours de traitement la matité est encore sensible à droite; les râles existent encore; ils sont peu nombreux et se montrent aussitôt après la toux. L'état général est bon. Le sang n'a plus reparu. L'expectoration est peu abondante et transparente. Les sueurs nocturnes ne se montrent plus. Les bacilles tuberculeux ont, par moments, complètement disparu. Le malade a augmenté de 5 quarts de livre comme poids.

2. — W..., cordonnier, vingt-six ans, de famille saine. Depuis quatorze semaines, toux, expectoration, point de côté, oppression.

Avant le traitement : Homme grand, état de nutrition assez médiocre. Légère matité à droite jusqu'à la deuxième côte, quelques râles. Expectoration abondante. Le nombre des bacilles correspond au nº 7. Poumon gauche sain.

Après le traitement : Après 56 jours de traitement : le bruit est un peu mat à droite. Au sommet quelques râles obscurs à l'inspiration, ils sont un peu plus nombreux pendant les secousses de la toux. État général bon. Le malade ne tousse que le matin, l'expectoration quotidienne est de 10 centimètres cubes, transparente pour la majeure partie. Les bacilles tuberculeux ne se montrent plus depuis quelques jours. Sueurs nocturnes très rares. Augmentation de poids : cinq livres.

3. — N..., cordonnier, 20 ans, de famille saine. Depuis

Noël toux et expectoration; en été, hémoptysies d'assez longue durée.

Avant le traitement : Homme de petite taille, peu robuste, extrêmement pâle. A droite et en avant, matité de la fosse sus-claviculaire; à gauche matité jusqu'à la seconde côte. Dans les régions mates nombreux râles fins. Expectoration abondante, contenant des bacilles tuberculeux (n° 6).

Après le traitement : Après 27 jours de traitement : Légère matité au niveau des deux fosses sus-claviculaires ; la matité a disparu au-dessous de la clavicule gauche. A droite il n'y a plus de râles; on en retrouve encore à gauche. L'état général est bon. La toux ne se montre que la nuit et le matin. L'expectoration est notablement moindre (15 cent. cubes en 24 heures). Les bacilles tuberculeux ont totalement disparu de temps en temps. Augmentation de poids : 4 livres.

4. — W..., menuisier, 28 ans, antécédents héréditaires. Il y a quatre ans, toux sanguinolente, fatigue, dyspnée ; à ce moment, traitement par la créosote; depuis ce temps est resté malade.

Avant le traitement : Homme de petite taille, assez bien bâti. Matité au niveau des deux sommets, et à gauche. Expectoration muco-purulente abondante, contenant des bacilles.

Après le traitement : Après 32 jours de traitement : râles au sommet gauche ; à droite on ne les retrouve qu'après les secousses de toux ; en outre, matité dans les deux fosses claviculaires. L'état général est notablement meilleur. Les sueurs nocturnes qui, auparavant, étaient fréquentes et intenses, ont totalement disparu. Le malade a d'abord perdu comme poids trois quarts de livre et les a regagnées ensuite. L'expectoration a diminué. Les bacilles tuberculeux ont été une fois complètement absents.

5. — H..., cordonnier, 42 ans, antécédents héréditaires. En 1868, hémoptysie foudroyante ; depuis ce temps aucun symptôme, à ce qu'il dit. Il y a quatre semaines, point de côté thoracique ; depuis huit jours toux ; depuis trois jours hémoptysies.

Avant le traitement : Homme de corpulence moyenne, assez robuste. Les deux fosses sus-claviculaires sont mates ;

en arrière et à droite, à hauteur de l'épine de l'omoplate, légère matité avec respiration bronchique. Expectoration assez abondante contenant des bacilles.

Après le traitement : Après un traitement de 35 jours : les deux fosses sus-claviculaires présentent une légère matité ; au sommet gauche il y a quelques râles à l'inspiration. En arrière et à droite disparition de la matité et de la respiration bronchique. Toux seulement le matin, expectoration minime, bacilles complètement abents à certains jour. Le sang ne s'est plus montré dans les crachats ; Etat général bon ; l'augmentation de poids est de trois livres un tiers.

6. — D..., plâtrier, vingt-six ans, de famille saine. Depuis Noël, toux et expectoration. Traitement par la créosote.

Avant le traitement : Homme grand et maigre. En avant et à droite, matité jusqu'à la seconde côte ; râles nombreux et fins, dont quelques-uns sont métalliques, et que l'on entend aussi au sommet gauche, bien qu'en ce point on ne constate pas de matité notable. Expectoration très abondante, épaisse, muco-purulente, contenant des bacilles.

Après un traitement de 15 jours : Quelques râles à droite au-dessus et au-dessous de la clavicule, le son s'est éclairci à droite. L'état général est bon ; les sueurs nocturnes sont rares et seulement partielles. La toux est encore assez intense la nuit et le matin ; le jour, elle est très médiocre. L'expectoration a bien diminué d'un tiers. Les bacilles tuberculeux ont complètement disparu de temps à autre. L'augmentation de poids est de quatre livres et demi.

7. — B..., cordonnier, quarante-quatre ans, de famille saine. En été 1889, pleurésie gauche. Cinq semaines auparavant, dyspnée, expectoration le matin, et hémoptysie peu avant son entrée à l'hôpital.

Avant le traitement : Les fosses sus-claviculaires sont mates ; à gauche, la matité s'étend jusqu'à la seconde côte ; râles. Six jours après l'entrée, hémoptysie. Expectoration assez abondante, contenant des bacilles (n° 3).

Après 10 jours de traitement : Il y a encore de la matité au niveau des deux fosses sus-claviculaires, particulièrement à gauche. Au sommet gauche on entend encore des râles. Expectoration fort peu abondante ; de temps en temps absence complète de bacilles. L'augmentation de poids est de 1 livre un quart. Le traitement n'est plus continué sur le désir du malade qui se sent guéri.

8. — Z..., sellier, 28 ans; antécédents héréditaires. Pleurésie gauche un an auparavant; pleurésie droite il y a sept semaines; depuis ce temps, toux peu fréquente, expectoration médiocre, traitement par la créosote. Peu avant son entrée l'expectoration a été teintée de sang.

Avant le traitement : Homme assez faible. A droite et en avant légère matité au-dessus de la clavicule avec quelques râles. Expectoration muco-purulente un peu colorée par le sang, contenant des bacilles.

Après 28 jours de traitement : Un peu de matité au-dessus de la clavicule droite. Pas de râles. Toux seulement le matin; expectoration très peu abondante (10 centimètres cubes par 24 heures). Les bacilles ont presque disparu. De temps à autre, sueurs nocturnes, mais peu intenses. Etat général bon. L'augmentation de poids est de 3 livres.

Messieurs Fraentzel et Rukwitz, donnent en grand détail l'observation du premier de ces huit malades à titre d'exemple pour monter la façon dont les tuberculeux peu avancés, se comportent vis-à-vis de la médication du docteur Kock.

L'observation serait trop longue pour la reproduire ici nous préférons passer immédiatement à des détails fort intéressants pour le lecteur.

Le médicament pris par la voie buccale ne donne aucun résultat. Il est assez efficace en inhalations, mais comme il est assez difficile de le doser en l'employant de cette façon, nous préférons nous servir de la voie hypodermique.

Les injections pratiquées au bras ont donné lieu plusieurs fois à une sensation de froid et à des douleurs; celles qui étaient faites entre les deux épaules causaient une sensation douloureuse à la pression. — Après mille essais, on a choisi pour pratiquer les injections la région du dos située au dessous de l'omoplate, parce que cette région est fort peu comprimée par le décubitus dorsal.

L'examen attentif des divers cas montre qu'il s'agit bien ici d'un agent thérapeutique à action spécifique. Les symptômes qui se sont montrés à la suite d'injections du médicament à petite dose, ne se sont manifestés que chez les phtisiques. D'un autre côté, le médicament modifie les bacilles en quantité et en qualité, d'une façon inconnue jusqu'à ce jour.

On observe les phénomènes réactionnels suivants : Six heures environ après l'injection d'une dose faible apparaissent des frisonnements; à la suite d'une forte dose, c'est un grand frisson. La température s'élève jusqu'à 38° à 40°. Il y a des troubles généraux; l'appétit se supprime; il survient de la fatigue, des douleurs lancinantes dans la poitrine; ce dernier symptôme a été souvent assez prononcé pour inquiéter les malades. Tous ces symptômes disparaissent bientôt peu à peu.

Si le lendemain on injecte la même dose, il ne se produit, ou bien aucune réaction, ou bien une réaction bien moindre. Le frisonnement ou les frissons, l'élévation de la température se reproduisent en règle générale à la suite de chaque nouvelle injection plus forte, jusqu'à ce qu'enfin la réaction soit absolument nulle.

Il n'est pas aisé de reconnaître avec certitude la cause de la fièvre. Cependant l'observation des cas de lupus et de tuberculose articulaire traités par cette méthode, nous l'expliquent suffisamment. On a reconnu que, dans les cas de lupus au bout de 4 à 8 heures environ après l'injection, les points malades rougissent, se tuméfient, et que la fièvre apparaît au même instant. De la même façon au milieu des symptômes fébriles qui succèdent à l'injection du médicament de Koch, on voit se produire un gonflement douloureux des articulations malades.

Par analogie, il est vraisemblable qu'il se produit dans les poumons une réaction locale; il faut regarder la fièvre comme l'expression de celle-ci, et elle se montre de nouveau chaque fois qu'une nouvelle injection aura causé une nouvelle réaction locale.

L'action spécifique sur les bacilles se manifeste de plusieurs façons :

1° Au cours du traitement, les bacilles diminuent de nombre; par moment ils disparaissent complètement. C'est ce que nous avons constaté dans tous nos cas légers.

2° Les bacilles présentent des altérations que le microscope peut mettre en évidence. Ces altérations ne s'observent pas sur les bacilles des tuberculeux auxquels on n'a pas injecté le médicament de Koch.

On peut sommairement distinguer quatre différentes formes d'altérations chez les bacilles, sous l'influence de la médication de Koch; naturellement elles peuvent être associées :

1° La plupart des bacilles sont plus petits (généralement de moitié) et plus minces, de sorte qu'ils apparaissent comme un fin trait rouge.

2° Une partie des bacilles présentent un léger gonflement de leurs extrémités (en forme biscuit).

3° Une partie des bacilles sont rompus en leur milieu.

4° Une partie des bacilles qui sont encore relativement longs, ne sont plus constitués que de fragments rangés en forme de chapelet (le plus souvent de quatre grains). Du reste, cette modification des bacilles s'observe en dehors du traitement de Koch, mais rarement et sur un nombre de bacilles moindre, chez les gens qui, quoique atteints de phtisie depuis longtemps, ne sont pas encore très affaiblis.

En même temps que l'on observe les modifications bacillaires dans chaque cas en particulier, il se produit certainement toute une série de manifestations.

Les symptômes d'induration pulmonaire rétrocèdent et la sécrétion bronchique devient moins abondante. Les bacilles modifiés par le traitement sont expectorés avec le tissu qui les contient. Aussi il nous a été facile de constater dans l'expectoration une quantité plus ou moins considérable de véritables cultures pures de bacilles; pendant ce temps la fièvre disparaît, les sueurs nocturnes deviennent moins abondantes et tendent à la suppression, la toux est réduite au minimum, l'appétit devient vif et le poids du corps s'accroît d'une façon notable. Mais nous ne pouvons pas espérer que tous les bacilles modifiés seront rejetés par expectoration en même temps car les cavernes pulmonaires se soustraient en partie au médicament de Koch et si les cavités de petite dimension se cicatrisent aisément après la disparition plus ou moins complète des bacilles, il n'en est pas de même des grandes cavernes qui demeurent généralement sans modifications si elles ne peuvent se nettoyer suffisamment; par suite de l'abondance de la secrétion purulente, par suite de la présence de divers autres micro-organismes qui par leurs complications épuisent si profondément l'organisme que la mort est inévitable. C'est pourquoi; dès maintenant je ne puis croire que le médicament de Koch donne de bons résultats dans les grandes cavernes, ou lorsque le malade est déjà épuisé. — Jusqu'ici l'application de la méthode sur de grandes lésions a confirmé notre opinion à priori.

Plus tard nos recherches nous apprendront dans quelles limites on peut espérer un résultat certain dans les cas de tuberculose pulmonaire avancée.

Dans les cas de tuberculose pulmonaire moins avancée, il est difficile de prévoir les cas de guérison, si nous en croyons ce que nous avons observé pour le lupus.

Pour le lupus, les tissus tuberculeux meurent et sont éliminés. Mais dans le tissu pulmonaire, ils sont tout d'abord ensevelis au milieu des masses caséeuses ainsi que nous l'avons constaté dans les dernières autopsies et ils demeurent ainsi jusqu'à ce qu'ils aient l'occasion d'être expulsés hors du poumon. Cette expectoration est souvent très difficile. Tantôt elles se produira aisément et des quantités considérables de bacilles seront rejetées avec les tissus tuberculeux; tantôt à cause de la disposition particulière des cavernes ou pour d'autres causes, l'expectoration sera entravée; dès lors les tissus mortifiés contenant les bacilles mortifiés, mais susceptibles de vivre demeureront dans les poumons et les bacilles pourront, dès que l'on suspendra l'emploi du médicament de Koch, se développer avec une nouvelle puissance et infecter à nouveau l'organisme.

C'est ainsi que nous voyons des malades qui ne réagissent absolument plus sous l'influence d'injections du médicament de Koch réagir ensuite de nouveau.

Il faut en conclure qu'ils ont été réinfectés par des produits tuberculeux qui sont demeurés dans leur corps modifiés mais non expectorés. Il faut en conclure encore que l'on doit soumettre de semblables cas à un traitement tout d'abord prolongé que l'on doit rechercher ensuite à l'aide d'injections espacées à des intervalles assez éloignés, s'ils sont demeurés incapables de réagir vis-à-vis du médicament de Koch.

Les recherches faites pendant un temps relativement court ont cependant donné des résultats satisfaisants et n'ont occasionné aucune complication qui soit imputable au médicament.

L'avenir nous apprendra bien du nouveau mais ceux qui voudront plus tard s'occuper de la tuberculose devront avant tout adresser tous leurs hommages et l'expression de leur reconnaissance à Koch.

LES INOCULATIONS A PARIS

Les premières observations sur le nouveau mode de traitement de la tuberculose ont été faites à Paris dans le service de M. Péan, le célèbre chirurgien de l'hôpital St-Louis.

Peu de temps après MM. Cornil à l'hopital Laënnec, Lannelongue à l'hopital Trousseau recevaient des flacons de lymphe et commençaient les inoculations.

Les résultats observés par ces différents médecins, concordent généralement avec ceux signalés dans les communications allemandes. Et comme nous avons donné ces dernières presque in extenso. il nous paraît inutile de reproduire les observations prises dans les services de l'hopital St-Louis et de Laënnec.

Les inoculations sont en effet trop récentes pour qu'elles permettent de se faire une idée sur l'action thérapeutique de la lymphe de Koch; mais au point de vue de l'action spéciale de ce produit sur les tissus tuberculeux, les observations françaises sont pleinement confirmatives des observations faites à Berlin.

La réaction générale, caractérisée par une élévation de température de un degré au moins, quelquefois deux, a presque toujours été constatée, plus nettement quand le malade est atteint de tuberculose pulmonaire que chez les sujets porteurs de tuberculoses localisées.

Les réactions locales ont surtout été très manifestes, chez les malades atteints de lupus, et de tuberculose ganglionnaire.

Au point de vue du diagnostic, deux malades du Dr Péan sont particulièrement intéressants. Ils avaient été opérés antérieurement, l'un pour une ostéite tuberculeuse de la tête du radius, l'autre pour une affection de même nature siégeant au coup de pied droit. L'absence absolue de réaction constatée après une injection de un milligramme établissait la disparition complète du bacille tuberculeux chez ces deux sujets.

Le professeur Cornil s'est attaché surtout à donner une technique précise des inoculations. La lymphe sort du laboratoire de Koch contenue dans des flacons fermés avec un gros bouchon de verre. On prépare une première solution au dixième, en versant un centimètre de la liqueur de Koch, dans neuf centimètres d'une solution phéniquée à 5 pour 1000. Cette solution mère, permet de faire ensuite des solutions au centième, puis avec celles-ci une solution au millième.

M. Cornil insiste principalement sur la nécessité de pratiquer l'aseptie la plus rigoureuses dans la préparation de ces solutions et dans la pratique de l'inoculation qu'il fait, non avec la seringue de Koch, mais avec celle plus pratique de Roux.

BIOGRAPHIE DE R. KOCH

La biographie de R. Koch est des plus instructives, en ce qu'elle montre comment en Allemagne, un simple médecin de campagne peut arriver rapidement, quand il se signale par des travaux remarquables, aux premières situations de l'Empire. Il est permis de penser qu'en France, étant donnée notre organisation scientifique ultra-méthodique et routinière, un homme de la valeur de Koch, qui aurait abandonné la filière obligée pour se livrer à la clientèle dans une ville de province aurait été fatalement perdu pour la science et pour l'humanité.

Les débuts de Koch sont des plus modestes, il naquit à Clausthal en 1843, fit ses études médicales à l'Université de Gottingen, où il fut l'élève de l'anatomiste Henle. Une fois reçu docteur, Koch change plusieurs fois de résidence, il s'installe d'abord à Langenhagen, petite ville du Hanovre, puis à Rackwitz dans le duché du Posen, enfin à Wolstein dans le district de Bomsh où il remplit les fonctions de médecin hygiéniste (Kreisphysicus).

C'est en 1876 seulement que Koch, sur les conseils et les instances du botaniste allemand Cohn publia dans les *Beitrage zur biologie der Pflanzen* (contribution à la biologie des plantes), son premier mémoire sur l'Etiologie du charbon dans lequel il montra que des spores endogènes, sont produites, sous certaines conditions, par le bacille du charbon et que ce sont de véritables corpuscules reproducteurs, doués d'une grande résistance. Koch avait fait cette découverte en 1872, il était donc resté cinq ans sans la publier, on voit que dès cette époque le savant allemand savait garder ses découvertes.

En 1878, Koch fit au Congrès des naturalistes à Coblenz une communication sur des nouvelles recherches sur les microorganismes des complications infectieuses des plaies.

Ce nouveau travail attira l'attention sur lui. L'Université de Breslau lui offrit une place de professeur extraordinaire, en échange de sa clientèle de campagne. Presque aussitôt, en 1880, il fut nommé membre ordinaire de l'Office impérial de santé à Berlin, à la place de Finkelnburg, qui reprenait sa place de professeur à l'Université de Bonn.

En 1881, il publiait dans les *Mittheilungen aus dem Kaiserlichen Gesundheitsamte* ses expériences sur la désinfection, dans lesquelles les spores charboneuses avaient servi à prouver le pouvoir antiseptique de la chaleur et surtout de la chaleur humide.

La même année il décrivait la méthode de culture sur des milieux solides, méthode qui devait faire faire un pas immense à la bactériologie et perfectionnait pour la recherche des microorganismes l'usage des couleurs d'aniline, signalé par Weigert en 1877.

En mars 1882, il découvre le bacille de la tuberculose, en 1883, celui du choléra à la suite de ses recherches faites à Alexandrie à la tête de la mission allemande.

A cette époque Bismarck qui avait su apprécier la valeur de Koch, lui faisait voter par le parlement une somme de 100,000 marks pour doter sa fille et l'appelait au poste de directeur impérial de l'office de santé.

Entre temps Koch avait été nommé à la chaire d'hygiène de la Faculté de médecine de Berlin.

Depuis 1885, Koch produisait peu, il était absorbé par ses recherches sur la tuberculose, et il est probable même que sans une certaine pression officielle, il n'eut pas encore communiqué le résultat de ses recherches, même réduit à ce qu'il a bien voulu dire.

L'EXPLOITATION DU PROCÉDÉ KOCH

Jusqu'ici le professeur Koch s'est refusé à livrer le secret de sa préparation, et le discours de M. Von Gossler, ministre de l'Instruction publique annonce, que le gouvernement prussien s'est chargé de faire fabriquer en grand la lymphe, et de la distribuer ensuite au monde entier.

Il résulte, en effet, des déclarations faites à la Chambre prussienne, que Koch avait l'intention d'exposer sans la moindre réticence les procédés employés par lui pour la préparation de la lymphe, et c'est uniquement sur les instances pressantes du ministre Von Gossler, que le savant allemand s'est résigné à garder son secret. Cette décision a dû être dure et pénible pour un savant de la valeur de Koch, il a dû entrevoir les graves reproches et les surprises douloureuses qu'une telle manière d'agir, allait faire éclater dans le monde où l'on pense et où l'on travaille.

Le ministre, d'ailleurs, en prenant avec courage la responsabilité de cette décision à invoqué des raisons, d'une réelle valeur :

La méthode pour obtenir ce médicament aux propriétés si énergiques, est extrêmement délicate, un travailleur exercé, doit consacrer, d'après Koch, six mois pour s'y familiariser et il est impossible par les méthodes d'analyse actuellement connues de décider qu'une préparation faite en apparence avec les éléments véritables, possède les effets curatifs. En prenant toutes les précautions nécessaires, il est indispensable avant de livrer un seul flacon, de l'éprouver sur les animaux suivant une méthode déterminée par Koch lui-même.

Il ressort de cette observation, que Koch n'est pas encore complètement maître de sa méthode, de ses procédés de fabrication. Nul doute alors que les perfectionnements seraient plus nombreux et plus rapides, si les recherches étaient poursuivies dans les laboratoires du monde entier au lieu de rester localisées à l'Institut Berlinois.

Le gouvernement prussien s'est donc décidé à prendre toutes les dispositions nécessaires pour la production en grand de la lymphe et *«l'organisation de la partie administrative et d'un comptoir qui s'occupera de la vente du remède.»* Le ministre aurait dû ajouter qu'il faudrait en même temps, modifier la législation des provinces rhénanes, ces dernières en effet, sont encore régies par le code Napoléon, qui prohibe la vente des remèdes secrets !

LA VALEUR DE LA MÉTHODE DE KOCH

Au moment même où cette brochure paraît, il est encore impossible de se prononcer sur la valeur curative de la méthode de Koch.

Dans le traitement d'une maladie aussi tenace et opiniâtre que l'est la tuberculose, le temps seul pourra permettre de juger si les sujets traités sont véritablement guéris ou si l'amélioration constatée n'est que passagère.

Dans les affections chirurgicales, telles que lupus, tuberculoses ganglionnaires ou articulaires, les cas d'amélioration, nous ne disons pas de guérison, sont nets, surtout quand le chirurgien intervient ensuite activement pour enlever les parties nécrosées. Mais quand il s'agit de la tuberculose pulmonaire, les doutes sont encore légitimes.

Les malades réagissent évidemment sous l'influence du médicament et même cette réaction est tellement vive, que l'on a déjà constaté plusieurs cas de mort consécutifs à l'injection, et déterminés par l'œdème pulmonaire qui se produit alors.

C'est par le même mécanisme, que s'expliquent les décès de deux enfants atteints de tuberculose miliaire aiguë. L'autopsie a montré qu'ils avaient succombé à un œdème aigu du cerveau, provoqué par la présence de nombreuses granulations méningées, granulations qui sous l'influence du remède ont réagi avec une trop grande énergie.

De même pour la phtisie laryngée, la réaction est tellement vive qu'elle peut déterminer des accès de suffocation, et ces accès sont si à redouter que les médecins qui emploient le remède de Koch se refusent à appliquer le traitement aux malades non hospitalisés, c'est-à-dire non placés sous leur surveillance constante. Après l'injection, en effet, il faut toujours être prêt à faire la trachéotomie.

Mais ces accidents, si graves qu'ils soient, puisqu'un certain nombre ont entraîné la mort, ne constituent pas le véritable point faible de la méthode. Avec un médicament d'une telle énergie, il faut s'attendre, dans la première période d'essais, à de nombreux mécomptes. La technique thérapeutique ne peut se faire que lentement, par l'expérience prolongée, sur un grand nombre de malades et il faut bien le reconnaître, les malades qui ont succombé à la suite du traitement étaient des malades à un degré de tuberculose fort avancé, ou bien atteints de ces formes telles que la tuberculose miliaire, qui évolue toujours rapidement. Bien que le sujet soit aussi grave, on peut appliquer ici le proverbe : On ne fait pas d'omelettes sans casser des œufs. Et si le traitement de Koch devait triompher de la majorité des cas tuberculeux, les quelques morts qu'il pourrait avoir à son passif, dans la lutte contre la tuberculose, seraient, nous osons, l'affirmer un facteur négligeable.

Mais il est une objection plus grave, qui se pose dès maintenant, et qui est liée intimement au mécanisme du traitement tel qu'il est indiqué par Koch lui-même.

Le remède ne tue pas le bacille, il détruit le tissu tuberculeux.

Or, si dans les cas de tuberculose externe, le chirurgien peut intervenir, enlever les séquestres et avec eux les bacilles restés indemnes, il n'en est pas de même dans les cas bien plus importants, et par le nombre des sujets atteints et par leur gravité, dans les cas de tuberculose interne, qu'elle soit pulmonaire, cérébrale, hépatique ou péritonéale. Ici l'intervention chirurgicale est nulle. Les tissus tuberculeux sont bien frappés de mort par le remède de Koch, mais comment s'élimineront-ils ?

Dans les cas les plus favorables, comme dans la tuberculose pulmonaire au début on peut admettre encore que produits nécrosés et bacilles s'élimineront par l'expectoration ; mais à une période plus avancée, ces produits dangereux restent dans le poumon, les bacilles qui, eux, n'ont pas été atteints par le médicament se multiplient de nouveau et infectent l'économie, quand l'action du liquide injecté est épuisée.

Et ceci n'est pas une simple vue de l'esprit, déjà le docteur Fraentzel a signalé l'apparition des réactions caractéristiques signalées par Koch chez des individus qui, soumis antérieurement au traitement avaient cessé de réagir, même après des fortes doses.

Cette absence de réaction, devant être l'indice d'après la théorie émise par Koch de la destruction des tissus atteints par les bacilles, l'apparition des symptômes réactionnels doit coïncider avec la formation de nouveaux tissus infectés. Cette récidive a pu, du reste, être constatée de visu chez un malade du Dr Bergmann atteint de lupus.

Il résulte au moins, de ces faits, ainsi que le reconnaît le professeur Von Ziemssen de Munich, que le traitement n'attaquant pas la cause elle-même, exigera un grand nombre d'injections ou tout au moins, une période de traitement fort longue.

Le professeur Kohler reste également sur une prudente réserve. Après avoir déclaré qu'au point de vue du diagnostic, la méthode de Koch rendra des services inappréciables puisque partout où il existe de la tuberculose en voie d'évolution, et là seulement l'injection détermine des phénomènes rationnels intenses, surtout dans les régions affectées, il ajoute :

« Au point de vue thérapeutique l'avenir devra nous fournir des renseignements plus précis que ceux dont nous pouvons disposer à l'heure actuelle. Quels qu'ils soient et dussions-nous même avoir quelques désillusions, la gloire de Koch n'en sera pas moins considérable. »

DÉPÊCHE DE M. PASTEUR AU DOCTEUR KOCH

« Au Dr R. Koch, à Berlin,

« M. Pasteur et les chefs de service de l'institut Pasteur « adressent à Rob. Koch toutes leurs félicitations pour sa « grande découverte.

« PASTEUR »

Réponse du Dr Koch à M. Pasteur :

Berlin, C. Klosterstrass, 36, 22 novembre 1890.

Monsieur et très honoré collègue.

Vous avez eu la bonté de m'adresser vos félicitations au sujet du résultat de mes recherches sur la tuberculose. C'est pour moi un honneur tout particulier et je me permets d'exprimer mes remerciements dévoués à vous et à MM. vos collaborateurs qui se sont associés à vos souhaits. Pour exprimer plus vivement ma reconnaissance, je me permets, pensant que vous n'êtes pas sans désirer observer chez l'homme les effets du nouveau médicament, de vous en envoyer un échantillon.

Agréez l'assurance de ma très haute considération.

Votre dévoué.

KOCH.

D'autre part, l'Institut de St-Pétersbourg ayant reçu du liquide de Koch a immédiatement adressé à Pasteur la dépêche suivante :

A M. Pasteur, à Paris.

Après la première expérience, faite ce soir à l'Institut, du traitement du lupus d'après la méthode de Koch, nous nous sentons heureux de vous exprimer le sentiment de profonde vénération pour vous, l'illustre initiateur des études fécondes dans le domaine de la science, qui fête aujourd'hui une de ses victoires.

Signé : Prince Alexandre d'Oldenbourg — Eugénie, princesse d'Oldenbourg — Prince Pierre d'Oldenbourg — Dr Sperk — Prof. Anrep — Dr Khigine — Dr Helmann — Dr Kraiouchkine — Baron Fehleisen.

TABLE DES MATIÈRES

Page

Préface 5
La tuberculose 9
Contagion de la tuberculose 17
Le bacille tuberculeux 20
Instructions prophylactiques contre la tuberculose 25
Tuberculose expérimentale 29
Communication de MM. Grancher et Martin 32
Note de MM. Richet et Héricourt 36
Virus et Vaccins 38
Communication de Koch 47
Observations des médecins allemands 58
Les inoculations à Paris 74
Biographie de Koch 76
L'exploitation du procédé 78
La valeur de la méthode de Koch 80

Paris. — Imp. A. Beaudelot et Méliès, 16, rue de Verneuil.

www.ingramcontent.com/pod-product-compliance
Ingram Content Group UK Ltd.
Pitfield, Milton Keynes, MK11 3LW, UK
UKHW021005200726
13857UKWH00004B/1272